Schwangerschaft –
Gesundheit für zwei

In dieser Reihe sind bereits erschienen:

Umwelt und Allergien
Starkes Immunsystem – weniger Infekte
Gesunde Haut mit Homöopathie
Gesunde Tiere durch Homöopathie und Antihomotoxische Medizin
Stoffwechsel o.k. – Gesundheit o.k.
Die homöopathische Hausapotheke
Schweinefleisch als Krankmacher?
Gesund durch Entgiftung

Bitte beachten:
In diesem Ratgeber sind die Behandlung von Beschwerden während der Schwangerschaft und Stillzeit sowie Möglichkeiten zur Vorsorge dargestellt. Wie jede Wissenschaft ist die Medizin ständigen Entwicklungen unterworfen. Jeder Benutzer ist daher angehalten, durch sorgfältige Prüfung der Beipackzettel der verwendeten Präparate und gegebenenfalls nach Rücksprache mit dem Arzt oder Apotheker festzustellen, ob die dort angegebene Information zu Dosierung und Kontraindikationen gegenüber den Angaben in diesem Buch abweichen.
Einige Behandlungsmethoden weichen von der gängigen Lehrmeinung ab. Jeder Leser ist aufgefordert, in eigener Verantwortung zu entscheiden, ob und wieweit er die dargestellten Naturheilverfahren für sich nutzen will. Eine Haftung des Autors oder des Verlages und seiner Beauftragten für Personen-, Sach- und Vermögensschäden ist ausgeschlossen. Zu beachten sind die Hinweise im Text, die auf die Notwendigkeit ärztlicher Untersuchung und Behandlung aufmerksam machen.

Geschützte Warenzeichen sind nicht besonders kenntlich gemacht. Aus dem Fehlen eines solchen Hinweises kann also nicht geschlossen werden, dass es sich um einen freien Warennamen handelt.

Schwangerschaft – Gesundheit für zwei

Gerda Hellmann

RATGEBER ANTIHOMOTOXISCHE MEDIZIN

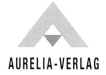
AURELIA-VERLAG

Gerda Hellmann
Bielsteinweg 6
37081 Göttingen

Die Deutsche Bibliothek - CIP-Einheitsaufnahme

Hellmann, Gerda:
Schwangerschaft – Gesundheit für zwei / Gerda Hellmann.
– 1. Aufl. – Baden-Baden : Aurelia-Verl.: 2000
(Ratgeber Antihomotoxische Medizin)
ISBN 3-922907-80-6

Alle Rechte, auch die des Nachdrucks, der Wiedergabe in jeder Form und der Übersetzung, behalten sich Urheber und Verleger vor. Kein Teil dieses Werkes darf ohne schriftliche Einwilligung des Verlages in irgendeiner Form (Fotokopie, Mikrofilm oder ein anderes Verfahren) reproduziert oder unter Verwendung elektronischer Systeme verarbeitet, vervielfältigt oder verbreitet werden.

© Copyright 2000 by Aurelia-Verlag GmbH
Postfach 10 00 45, 76481 Baden-Baden
Dr.-Reckeweg-Straße 2–4, 76532 Baden-Baden
E-Mail: info@aurelia-verlag.de
Internet: http://www.aurelia-verlag.de

Gestaltung: Maximilian Krauß
Lektorat: Aina Sylvester
Druck: Franz W. Wesel, Druckerei und Verlag, Baden-Baden
Printed in Germany
1. Auflage 2000
ISBN 3-922907-80-6

Inhalt

Vorwort		9
1	**Naturheilkunde in der Geburtshilfe – das Vermächtnis der weisen Frauen**	**11**
1.1	Die Hebamme – fachliche Betreuung rund um die Geburt	12
1.2	Ehrbare Kräuterweiber als Vorläufer der Hebammen	13
1.3	Die Rückkehr der Naturheilkunde	14
2	**Schwangerschaft – Gesundheitstipps für Mutter und Kind**	**16**
2.1	Von der Eizelle zum Kind	16
2.2	Im Körper der Mutter finden viele Veränderungen statt	18
2.3	Gesunder Lebensstil bevorzugt	19
2.4	Ernährung – nicht immerzu für zwei essen	20
2.5	Das Kind raucht jede Zigarette mit	23
2.6	Reisen auf die sanfte Art	24
2.7	Ein bisschen Sport darf sein	25
2.8	Liebe und Sexualität – wie es gefällt	26
3	**Medikamente während der Schwangerschaft – stets gut abwägen**	**27**
3.1	Viele Wirkstoffe gelangen in den Kreislauf des Kindes	27
3.2	Der Körper reagiert während der Schwangerschaft auf Medikamente anders als sonst	28
4	**Naturheilkunde heute – wiederentdeckt für die moderne Geburtshilfe**	**30**
4.1	Natürliche Beschwerden, natürliche Behandlung	30
4.2	Im Zweifelsfall zur Hebamme oder zum Arzt	31
5	**Homöopathie aktiviert die Selbstheilungskräfte**	**32**
5.1	Was Hahnemann getestet hat	32
5.2	Informationsimpulse bringen den Organismus auf Trab	33

INHALT

5.3	Homöopathische Komplexpräparate – mehrere Mittel auf einen Streich	35
6	**Antihomotoxische Medizin – hinaus mit den Schadstoffen**	**36**
6.1	Eine Brücke zur konventionellen Medizin	37
6.2	Die „Landkarte" der Krankheiten	37
6.3	Sechs Phasen zwischen gesund und krank	40
6.4	Gesundheitsstörung auf Wanderschaft	43
6.5	Auf der Jagd nach Homotoxinen	45
6.6	Dosierung bei Neugeborenen und Kindern	46
7	**Weitere Therapiemethoden – die Natur hält noch mehr bereit**	**47**
7.1	Phytotherapie – die Heilpflanze hat es in sich	47
7.2	Akupunktur – kleine Stiche, große Wirkung	48
7.3	Anthroposophische Medizin für Körper, Geist und Seele	49
7.4	Spagyrik – auf den Spuren der Alchemie	51
7.5	Fußreflexzonentherapie – hier wird Druck ausgeübt	52
8	**Schwangerschaft – Atemwegsinfekte schnell kurieren**	**53**
8.1	Bronchitis – ein Hustenreiz kommt selten allein	54
8.2	Wenn der Hals wehtut	55
8.3	Verstopfte Nase – hormonell bedingt	56
8.4	Entzündung in den Nasennebenhöhlen	57
8.5	Heuschnupfen und Allergien	58
8.6	Kältereiz gegen Nasenbluten	59
9	**Eingeschränkte Beweglichkeit – das Kreuz mit dem Kreuz**	**60**
9.1	Rückenschmerzen – ganz locker bleiben	60
9.2	Ischias – das Kind hat den Nerv getroffen	61
9.3	Kribbelnder Daumen – das Karpaltunnelsyndrom	62
10	**Herz und Kreislauf – alles im Lot?**	**63**
10.1	Erhöhter Blutdruck – einfach ruhig Blut bewahren	63
10.2	Niedriger Blutdruck – das Blut „versackt"	64

INHALT

10.3	Krampfadern – am besten vorbeugen	65
10.4	Wadenkrämpfe – oft besteht Magnesiummangel	66
10.5	Hämorrhoiden – sie bilden sich meist wieder zurück	67
10.6	Vena-Cava-Syndrom – schnell auf die linke Seite drehen	68
11	**Wenn die Schwangerschaft auf den Magen schlägt**	**70**
11.1	Übelkeit – oft ist die Geruchswahrnehmung schuld	70
11.2	Erbrechen – den Säure-Basen-Haushalt ausgleichen	71
11.3	Sodbrennen – das gibt sich wieder	72
11.4	Verstopfung – ganz viel trinken!	73
11.5	Bananen gegen Durchfall	74
12	**Blasen- und Nierenprobleme – drei Liter trinken am Tag**	**76**
13	**Gesundheitsstörungen von Haut und Haar**	**78**
13.1	Essigwasser lindert den Juckreiz	78
13.2	Pilze mögen es alkalisch	78
13.3	Schwangerschaftsstreifen durch Massage vorbeugen	79
13.4	Mit Myrrhetinktur gegen Zahnfleischentzündungen	80
13.5	Haarausfall – nach der Stillzeit wächst das Haar wieder nach	81
14	**Weitere Beschwerden in der Schwangerschaft**	**82**
14.1	Tagsüber müde, nachts putzmunter	82
14.2	Es brummt der Kopf	83
14.3	Fremdkörpergefühl im Auge?	84
14.4	Mit Herpes ist nicht zu spaßen	85
14.5	Wehen in der Schwangerschaft	86
15	**Rund um die Geburt – Wohlbefinden mit Homöopathie & Co.**	**87**
15.1	Dammpflege schon sechs Wochen im Voraus beginnen	88
15.2	Terminüberschreitung – es rührt sich nichts	89
15.3	Beckenendlage – mit dem Po voran	90
15.4	Kaiserschnitt – wenn sich das Kind quer legt	91
15.5	Wehen – ganz tief durchatmen	91

INHALT

15.6	Die Vorteile der vertikalen Geburtshaltung	93
15.7	Hausgeburt – Entspannung durch die gewohnte Umgebung	94

16	**Wochenbett – alles muss sich einspielen**	**96**
16.1	Leichte Beschwerden schnell wieder im Griff	97
16.2	„Blutarm" durch Eisenmangel	98
16.3	Eine Dammschnitt-Naht gut pflegen	99
16.4	Nachwehen und Wochenfluss	99
16.5	Wochenbettpsychose – kein Grund zum Schwarzsehen	101

17	**Stillen – möglichst nicht darauf verzichten**	**102**
17.1	Quarkauflagen gegen den Milchstau	103
17.2	Zu wenig Milch, hungriges Baby	104
17.3	Zwiemilchernährung, wenn es nicht anders geht	104

18	**Das Neugeborene – Gesundheit in die Wiege gelegt**	**106**
18.1	Kochsalzlösung für verstopfte Nasen	107
18.2	Kompressen mit abgekochtem Wasser zur Augenreinigung	108
18.3	Bei Fieber weg mit den Windeln	108
18.4	Geschlafen wird in Rücken- oder Seitenlage	110
18.5	Seidenwindeln für den wunden Po	111
18.6	Bei Hefepilz-Infektionen ist Zucker tabu	112
18.7	Kamille lindert Entzündungen am Nagelbett	113
18.8	Den Nabel nicht außer Acht lassen	113
18.9	Bäuerchen gegen Blähungen	114
18.10	Klassische Musik beruhigt den kleinen Schreihals	116
18.11	Schluckauf – der Trick mit dem Teelöffel	117
18.12	„Speikind – Gedeihkind", so der Volksmund	117

19	**Sachwortverzeichnis**	**119**
20	**Glossar**	**122**
21	**Weiterführende Literatur**	**126**
22	**Patientenvereine und Selbsthilfegruppen**	**128**

Vorwort

Schwangerschaft, Geburt, Wochenbett und die Versorgung des Neugeborenen sind Zeiten, die für die werdende und frisch gebackene Mutter mit einer Reihe von Veränderungen einhergehen. Von Natur aus ist jede Frau für diese Veränderungen gut gerüstet. Eine fachliche Betreuung ist dennoch sehr hilfreich und heute auch die Regel – sei es zur medizinischen Verlaufskontrolle oder zur Aufklärung und Hilfestellung bei allen Fragen und Befindlichkeitsstörungen.

Im heutigen Gesundheitswesen sind den Frauen Gynäkologen mehr vertraut als eine Hebamme. Die Arbeit des Gynäkologen und Arztes ist vor allem darauf ausgerichtet, medizinisch gravierende Komplikationen zu verhindern oder zu therapieren. Zu den Aufgaben der Hebamme gehört ebenfalls die Beratung und Betreuung während der Schwangerschaft und Geburt wie auch in der Zeit des Wochenbettes. In diesem Rahmen ist sie für die Schwangere und Mutter auch eine wichtige Bezugsperson. Sie kann vor allem bei leichteren Beschwerden von Mutter und Kind mit Hausmitteln und natürlichen Behandlungsmethoden wirkungsvolle Hilfe leisten.

Die moderne Geburtshilfe ist in der heutigen Zeit an einem Wendepunkt angelangt. Nach jahrzehntelanger rein konventionell-medizinischer Orientierung erhalten heute naturheilkundliche Behandlungsmethoden wieder einen neuen Stellenwert. Nach 26 Jahren Praxiserfahrung als Hebamme und mittlerweile auch als Heilpraktikerin kann ich diese Entwicklung nur begrüßen. Mit Homöopathie, Antihomotoxischer Medizin, Akupunktur, Fußreflexzonentherapie, Spagyrik und Anthroposophischer Medizin konnte ich schon vielen Schwangeren und

VORWORT

Neugeborenen helfen. Bei leichteren Beschwerden lässt sich damit der Einsatz konventioneller Medikamente oft ganz vermeiden; bei gravierenden Beschwerden, die konventionelle Medikation erfordern, kann die gleichzeitige Anwendung jener Methoden oftmals deren Verträglichkeit verbessern. Die Antihomotoxische Medizin setze ich dabei meist als Basisbehandlung ein. Denn ihre entgiftende, ausleitende Wirkung hat nicht nur einen günstigen Einfluss auf fast alle Beschwerden, sondern trägt gleichzeitig dazu bei, Schadstoffbelastungen vom Kind fern zu halten.

All diese Erfahrungen möchte ich in diesem Ratgeber weitergeben – an Schwangere, aber auch an Hebammen und interessierte Ärzte. Aufgebaut als praktisches Nachschlagewerk sind unter den verschiedenen Beschwerden jeweils mögliche Hausmittel und naturheilkundliche Methoden aufgeführt.
(Die Auswahl spiegelt meine persönlichen Erfahrungen wider und erhebt keinen Anspruch auf Vollständigkeit.) Darüber hinaus vermittelt das Werk kompaktes Wissen und viele Gesundheitstipps rund um die Schwangerschaft und Geburt.

Nun wünsche ich Ihnen viel Spaß bei der Lektüre. Möchten Sie weitere Informationen? In den letzten Buchkapiteln finden Sie Literaturangaben und Adressen von Selbsthilfegruppen, die zum Erfahrungsaustausch einladen. Auch ich würde mich über Rückmeldung von Ihnen freuen. Meine Tätigkeit als Hebamme und Heilpraktikerin sowie die Durchführung von Fortbildungskursen für Hebammen macht mir viel Freude und gerne würde ich auch Ihre Erfahrungen und Anregungen in meine Arbeit mit einfließen lassen.

Göttingen, September 2000   Gerda Hellmann

1 Naturheilkunde in der Geburtshilfe – das Vermächtnis der weisen Frauen

Schwangerschaft und Geburt zählen zu den natürlichsten Dingen der Welt. Die Natur hat bewundernswerte Methoden entwickelt, um Leben und Fortpflanzung zu ermöglichen und zu sichern. Eine werdende Mutter braucht in der Regel den Dingen nur noch freien Lauf zu lassen ...

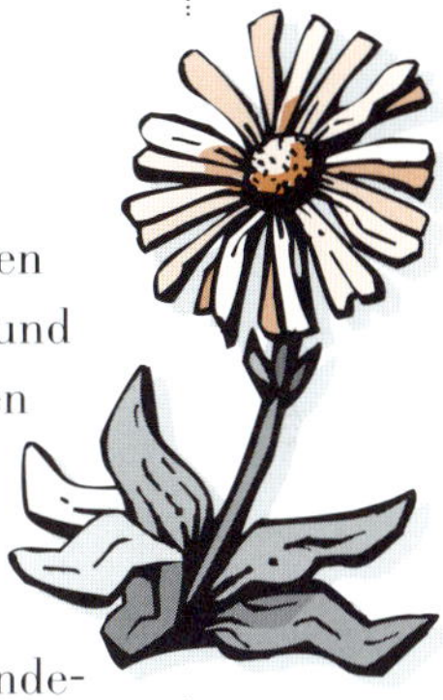

Der Prozess der Schwangerschaft und Geburt geht dabei einher mit einer Reihe von natürlichen körperlichen Veränderungen. Auch das ist ganz normal, ebenso, dass dadurch das gewohnte Wohlbefinden beeinträchtigt werden kann. Es gibt jedoch viele Möglichkeiten, um leichte gesundheitliche Störungen zu mildern – zum Beispiel bewährte Hausmittel, Entspannungsmethoden oder die reichhaltige „Apotheke der Natur", die Naturheilkunde.

Abb. 1:
Die Heilpflanze ist ein wichtiger Bestandteil der „Apotheke der Natur".

Im Rahmen einer Schwangerschaft können auch ernstere gesundheitliche Störungen auftreten. Bei solchen schwerwiegenderen Störungen muss die konventionelle Medizin zum Einsatz kommen und wirkungsvolle Hilfe leisten. Aber bereits hier hat sich oftmals der begleitende Einsatz von schonenden naturheilkundlichen Therapien bewährt, um die konventionelle Medikation in ihrer Verträglichkeit zu verbessern.

Etliche Methoden der modernen Geburtshilfe wie auch das Wissen um den wirkungsvollen Einsatz von Naturheilkunde bei Schwangerschaft und Geburt wurzeln unter anderem in dem

NATURHEILKUNDE IN DER GEBURTSHILFE

überlieferten Erfahrungsschatz der „weisen Frauen" des Altertums, den Vorläufern der Hebammen. Es lohnt sich, einen genaueren Blick auf diesen Berufsstand zu werfen.

1.1 Die Hebamme – fachliche Betreuung rund um die Geburt

Die Aufgaben der Hebamme sind im Hebammengesetz verankert, dazu gehören:

- Frauen während der Schwangerschaft und Geburt wie auch in der Zeit des Wochenbettes Rat zu erteilen und die notwendige Fürsorge zu gewähren,
- normale Geburten allein und eigenverantwortlich zu leiten,
- Komplikationen frühzeitig zu erkennen,
- Neugeborene zu versorgen,
- den Wochenbettverlauf zu überwachen,
- eine Dokumentation über den Geburtsverlauf und das Wochenbett anzufertigen.

Die weitere Betreuung durch die Hebamme ist so lange möglich, wie das Kind gestillt wird. Das ist vielen Frauen nicht bekannt. Die Hebamme ist also heute wie früher eine wichtige „Begleiterin" der werdenden und frisch gebackenen Mutter, deren Hilfestellung diese ruhig ausschöpfen sollte. Die Hebamme kann über ihre Berater- und Betreuertätigkeit hinaus vor allem bei leichteren Beschwerden von Mutter und Kind mit Hausmitteln und natürlichen Behandlungsmethoden wirkungsvolle Hilfe leisten.

Die Hebamme betreut so lange, wie das Kind gestillt wird

NATURHEILKUNDE IN DER GEBURTSHILFE

1.2 Ehrbare Kräuterweiber als Vorläufer der Hebammen

Der Berufsstand der Hebammen hat eine lange Tradition und lässt sich bis ins Altertum zurückverfolgen. In jener Zeit wurden in Nordeuropa die kräuterkundigen „ehrbaren" oder „weisen" Frauen nicht nur in allgemeinen Gesundheits- und Lebensfragen konsultiert, sondern auch in allen Fragen der Fruchtbarkeit, Schwangerschaft und Geburt. Sie übten ihre Tätigkeit im Rahmen traditioneller Nachbarschaftshilfe aus, gegen eine Vergütung, meist in Form von Naturalien.

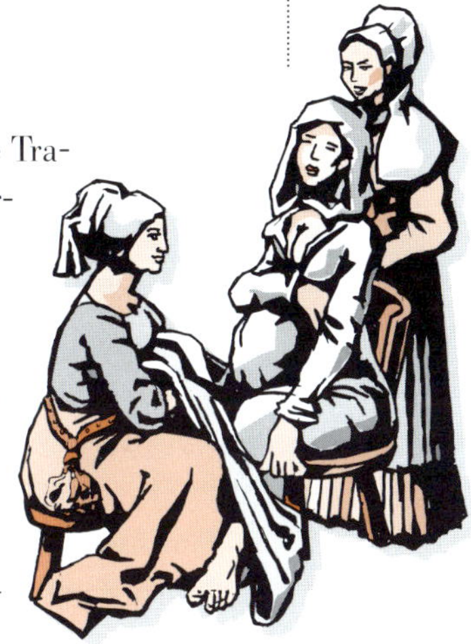

Abb. 2: Schon vor Jahrhunderten gab es geburtskundige „weise Frauen".

Mit der Zeit spezialisierten sich manche „ehrbaren" Frauen immer mehr auf den Bereich der Geburtshilfe und begründeten damit den Berufsstand der Hebammen. Es gab Dorfhebammen und Stadthebammen. Letztere genossen auch bei der Obrigkeit ein gewisses Ansehen und wurden beispielsweise bei Prozessen im Zusammenhang mit Kindstod oder Abtreibungen um ihre fachliche Meinung gebeten.

Im Mittelalter gerieten Hebammen, wie viele andere unschuldige Frauen, in die Fänge der Inquisition und wurden der Hexerei bezichtigt – mit den bekannten Konsequenzen. Doch ihr Wissen und Beistand war weiterhin für Schwangere und Gebärende unverzichtbar, und in den folgenden Jahrhunderten hatte der Berufsstand der Hebammen wieder seinen festen Platz in der Gesellschaft. Im 18. Jahrhundert, im Zeitalter der Aufklärung und des Absolutismus, kam es zu Reformen im Gesundheitswesen und damit auch zu einer Beschränkung der Hebammentätigkeit auf die normale Geburt. Von diesem Zeitpunkt an waren Hebammen verpflichtet, bei komplizierten Geburten einen Arzt hinzuzuziehen. Mitte des 18. Jahrhunderts entstanden in Deutschland die ersten öffentlichen Hebammenschulen. Heutzutage erfolgt die Ausbildung zur Hebamme (männliche Absolventen werden „Entbindungspfleger" genannt) an staatlichen Lehrstätten und dauert drei Jahre. Sie endet mit einer staatlichen Prüfung. Danach ist die Absolventin als freiberufliche oder angestellte Hebamme (z.B. im Krankenhaus) tätig oder arbeitet in anderen Fachbereichen, in denen entsprechendes Fachwissen erforderlich ist.

In ganz Europa gilt eine Hebamme als hochqualifizierte medizinische Fachkraft. Nach dem deutschen und österreichischen Hebammengesetz ist ein Arzt (bzw. eine Ärztin) verpflichtet, bei einer Geburt eine Hebamme hinzuzuziehen.

1.3 Die Rückkehr der Naturheilkunde

Nachdem die Geburtshilfe ab Mitte des 20. Jahrhunderts fast nur noch in Krankenhäusern stattfand und unter strengsten konventionell-medizinischen Auflagen erfolgte, gab es in diesem Rahmen so gut wie keine naturheilkundlichen Behandlungen mehr.

Neue Perspektiven für naturheilkundliche Therapien

Viele Hebammen bemühten sich, zumindest in einigen Bereichen Hausmittel und naturheilkundliche Methoden anzuwenden. Das zunehmende Wissen um Nebenwirkungen konventioneller Medikamente sowie der Kostendruck im Gesundheitswesen haben jedoch in den vergangenen Jahren einen Umdenkungsprozess in die Wege geleitet, der naturheilkundlichen Therapien neue Perspektiven bietet. Patienten fordern schonen-

NATURHEILKUNDE IN DER GEBURTSHILFE

dere Behandlungen, ganzheitliche Methoden erfahren einen neuen Stellenwert und auch werdende Mütter machen sich Gedanken über mögliche Schadstoffbelastungen für ihr Kind und wie solche zu vermeiden sind.

Diese Entwicklung motiviert auch engagierte Hebammen, sich aktiv für Veränderungen in der Geburtshilfe einzusetzen und sich in naturheilkundlichen Behandlungsmethoden fortzubilden. Homöopathie, Fußreflexzonentherapie, Akupunktur, Aromatherapie, um nur einige zu nennen, halten langsam wieder Einzug in die Bereiche von Schwangerschaft, Geburt und Wochenbett. Eine positive Entwicklung, die zum Wohle von Mutter und Kind nur zu fördern ist.

> Mütter machen sich Gedanken über Schadstoffbelastungen

2 Schwangerschaft – Gesundheitstipps für Mutter und Kind

Die normale Schwangerschaft umfasst einen Zeitraum von 40 Wochen (ca. 10 Monate à 28 Tage). In dieser Zeit entwickelt sich aus der befruchteten Eizelle ein „funktionstüchtiges" Kind, das den Anforderungen des Lebens gewachsen sein wird. Diese Entwicklung vollzieht sich in mehreren Etappen.

2.1 Von der Eizelle zum Kind

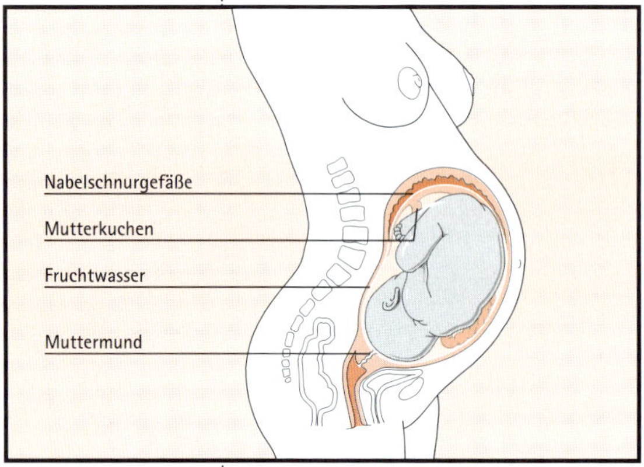

Abb. 3:
Im neunten Monat lagert sich das Kind langsam in Geburtsposition.

Nabelschnurgefäße
Mutterkuchen
Fruchtwasser
Muttermund

Zunächst macht sich die im Eileiter befruchtete Eizelle auf den Weg zur Gebärmutter, teilt sich mehrere Male und nistet sich als Zellhaufen in der Gebärmutterschleimhaut ein. Aus diesem Zellhaufen entstehen der Embryo, der Mutterkuchen (Plazenta) und, als Verbindung dieser beiden, die Nabelschnur. Alles ist von Fruchtwasser umgeben.

Ab der dritten Schwangerschaftswoche beginnen sich die Organe zu bilden. In der fünften Woche entwickeln sich das zentrale Nervensystem (Gehirn und Rückenmark), der Kopf (mit Augen und Mund) sowie das Magen-Darm-System.

SCHWANGERSCHAFT – GESUNDHEITSTIPPS FÜR MUTTER UND KIND

Das Herz beginnt zu schlagen, Arme, Beine und das Skelett bilden sich aus.

In der achten Schwangerschaftswoche haben sich Hände, Finger, Gesichtskonturen, Ohren und Atemwege gebildet; in der neunten und zehnten Woche die Hoden oder Eierstöcke. Es beginnt die Verknöcherung des noch weichen Skeletts. In der 13. bis 26. Schwangerschaftswoche bilden sich unter anderem die Muskeln, Sinne und Reflexe aus.

Die ersten Bewegungen des Kindes sind meist im vierten Schwangerschaftsmonat spürbar – zunächst kaum wahrnehmbar, dann jedoch werden Strampeln und „Purzelbäume" deutlicher. Ab dem sechsten Monat reagiert das Kind auf körperliche und seelische Reaktionen der Mutter. Es spürt Ärger oder Stress ebenso wie Ruhe und Geborgenheit.

In den letzten Schwangerschaftsmonaten setzt ein weiterer Wachstumsschub ein. Es wird eng in der Gebärmutter. Etwa im neunten Monat lagert sich das Kind langsam in Geburtsposition.

Alles unter Kontrolle

Eine Schwangerschaft wird heutzutage in der Regel von medizinischen Untersuchungen begleitet. Diese sollen sicherstellen, dass alles „normal" verläuft und ermöglichen, bei Komplikationen frühzeitig einzugreifen.

Diese Untersuchungen im Rahmen der Schwangerschaftsvorsorge sind mittlerweile sehr umfangreich geworden. Die Erstuntersuchung sowie die folgenden Kontrolluntersuchungen ermöglichen, regelmäßig den Gesundheitszustand von Mutter und Kind zu überprüfen. Das ist prinzipiell sehr sinnvoll, jedoch sollte bei häufigen „tiefgehenden" Methoden wie zum Beispiel Ultraschall hinterfragt werden, ob diese tatsächlich erforderlich sind.

Am besten ist, wenn Umfang und Ausmaß der Untersuchungen individuell auf den aktuellen Gesundheitszustand von Mutter und Kind abgestimmt werden.

2.2 Im Körper der Mutter finden viele Veränderungen statt

Wie die Zeit der Schwangerschaft von der Mutter empfunden wird, hängt von vielen Faktoren ab. Hier spielen ihre familiäre und eventuell berufliche Situation, ihre Einstellung zu dem Kind, ihr Gesundheitszustand usw. eine bedeutende Rolle. Die Schwangerschaft geht mit einer Reihe von körperlichen Veränderungen einher. In der ersten bis zwölften Woche wird die Haut deutlich intensiver durchblutet und lagert vermehrt Wasser ein. Die Brust wird größer. Es kann zu morgendlicher Übelkeit kommen. Gefühlsschwankungen können auftreten, denn die neue Situation muss auch seelisch verarbeitet werden.

In der 13. bis 26. Woche wird der gesamte Körper runder. Die morgendliche Übelkeit ist meist verschwunden. Die vermehrte Wassereinlagerung kann zu einem leichten Anschwellen der Hände, Unterschenkel und Füße führen. Verstopfung und Sodbrennen können auftreten. Schwangere mit Gefäßschwäche neigen eventuell zu Krampfadern oder Hämorrhoiden.

Es empfiehlt sich, frühzeitig Kontakt zu einer Hebamme aufzunehmen. Der direkte Erfahrungsaustausch erleichtert es, die schwangerschaftsbedingten Prozesse besser zu verstehen und angemessen damit umzugehen. In den letzten drei Monaten der Schwangerschaft wird meist die zunehmende Unbeweglichkeit als belastend empfunden, ebenso die mit der Größe des

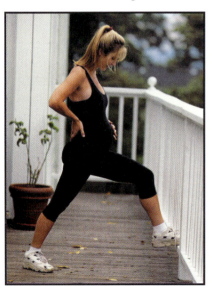

Abb. 4:
Nicht nur der Bauch rundet sich – die Schwangerschaft bringt viele Veränderungen mit sich.

Kindes einhergehenden Beschwerden wie beispielsweise Rückenschmerzen, Schweregefühl in den Beinen, Druck auf die Blase oder Darmträgheit. Die Gedanken kreisen nun immer mehr um die Geburt. In dieser Zeit beginnt in der Regel der Geburtsvorbereitungskurs. Sollte noch kein Kontakt zu einer Hebamme bestehen, so sollte jetzt versucht werden, einen solchen herzustellen. Optimal, wenn jene Hebamme auch die Geburt und das Wochenbett betreut. Leider erweist sich dieses in großen Krankenhäusern oftmals als schwierig, einen Versuch ist es jedoch wert. Schwangere sind meist gelassener, wenn ihnen schon frühzeitig eine vertraute Hebamme als Fachkraft und Ansprechpartnerin zur Seite steht.

Mehr Gelassenheit durch frühzeitige Betreuung

2.3 Gesunder Lebensstil bevorzugt

Für die Zeit der Schwangerschaft gibt es bewährte Gesundheitstipps zum Wohle von Mutter und Kind. Es lohnt sich, diese zu beherzigen. Am besten, wenn bereits im Vorfeld der Schwangerschaft daran gedacht wird. Denn bei einigen ungesunden Gepflogenheiten wie zum Beispiel Rauchen dauert es selbst bei Abstinenz noch einige Zeit, bis sich der Körper der Gifte entledigt hat und damit ein besseres „Terrain" für das neue Leben bietet. Generell empfiehlt sich alles, was zu einem „gesunden Lebensstil" zählt. Dazu gehören: ausgewogene, vollwertige Ernährung, frische Luft, angemessene Bewegung, ausreichender Schlaf, Vermeidung von Stress sowie Förderung von Spaß und Freude. All das stärkt Körper, Geist und Seele – nicht nur während der Schwangerschaft.

Darüber hinaus gibt es für diese Zeit der körperlichen Umstellung und des kindlichen Wachstums noch spezielle Gesundheitstipps, auf die nachfolgend näher eingegangen wird.

SCHWANGERSCHAFT – GESUNDHEITSTIPPS FÜR MUTTER UND KIND

2.4 Ernährung – nicht immerzu für zwei essen

Die Redensart „Schwangere müssen für zwei essen" ist nicht wörtlich zu nehmen. Es besteht zwar ein Mehrbedarf an Kalorien, jedoch liegt der Tagesbedarf einer schwangeren Frau im Durchschnitt bei nur etwa 2 300 Kalorien (Maßeinheit: kcal). Das ist nicht viel mehr als durchschnittlich für „nichtschwangere" Frauen empfohlen wird. Wenn die Schwangere in guter gesundheitlicher Verfassung ist und keine individuellen Krankheiten zu beachten sind, hat es sich bewährt, wenn sie einen gewissen Mehrbedarf berücksichtigt, dabei aber „auf ihren Körper hört" und die Nahrungsmenge damit in Einklang bringt. Günstig ist, diese Menge am Tag verteilt auf etwa fünf kleinere Mahlzeiten zu sich zu nehmen. Die Gewichtszunahme liegt am Ende der Schwangerschaft in der Regel bei zwölf bis zwanzig Kilogramm.

Täglich fünf kleine Mahlzeiten einnehmen

Mikronährstoffe im richtigen Maß

Neben dem etwas erhöhten Kalorienbedarf besteht auch ein Bedarf an einer ausgewogenen Zufuhr von Mikronährstoffen. Für die gesunde Entwicklung des Kindes sind unter anderem Vitamin A, Vitamin B_1, B_2, B_6, B_{12}, Vitamin C, Vitamin D, Folsäure, Eisen, Jod, Kalzium, Magnesium, Phosphor und Zink erforderlich. In Krankenhäusern und Arztpraxen, die konventionell-medizinisch orientiert sind, werden Schwangeren einige der Mikronährstoffe meist pauschal über Arzneimittelgaben zugeführt. Diese Handhabung birgt nach Ansicht vieler Therapeuten der ganzheitlich-biologischen Medizin gewisse Risiken. Denn wenn keine individuelle Bedarfsermittlung vorgenommen wird, kann es durchaus zu Überdosierungen kommen, die sich schädigend auf das Kind und die Mutter auswirken können. Eine

SCHWANGERSCHAFT – GESUNDHEITSTIPPS FÜR MUTTER UND KIND

ausgewogene, vollwertige Ernährung dagegen – mit Vollkorn- und Milchprodukten, Obst und Gemüse (vorzugsweise aus biologischem Anbau), magerem Fleisch, Fisch, ungesättigten Fettsäuren, Nüssen oder Sonnenblumenkernen – versorgt die Schwangere normalerweise mit allen wichtigen Mikronährstoffen.

Ist es nicht möglich, eine solche Ernährung konsequent einzuhalten, so können gelegentliche Einnahmen von Nahrungsergänzungsmitteln (z.B. Vitamin- und Mineralstoffpräparate) die Versorgung verbessern. Generell ist es jedoch sinnvoll, den individuellen Ernährungsstatus medizinisch abklären zu lassen.

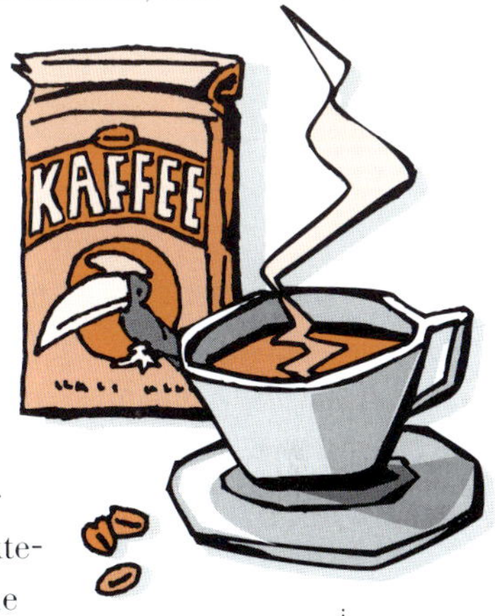

Denn es kann auch sein, dass zwar kein Mangel an bestimmten Mikronährstoffen besteht, dass aber manche Mikronährstoffe nicht korrekt verstoffwechselt werden. Stoffwechselkrankheiten wie zum Beispiel Diabetes aber auch kaum wahrnehmbare funktionelle Störungen wie Dickdarmdysbakterie (Störung im normalen Bakterienhaushalt des Darms) oder eine Schwäche der Bauchspeicheldrüse können dazu führen, dass der Körper trotz ausreichender Aufnahme einen Mangel an entsprechenden Mikronährstoffen aufweist.

Während sich zum Feststellen von Mangelzuständen beispielsweise laborchemische Analysen eignen, können funktionelle Störungen mit bioenergetischen Regulationsverfahren (z.B. Elektroakupunktur nach Voll) aufgespürt werden. Ganz wichtig: Der Körper braucht nicht nur Nähr- und Mikronährstoffe, sondern auch ausreichend Flüssigkeit, das heißt, mindestens

Abb. 5:
In Maßen kann Kaffee auch während der Schwangerschaft genossen werden.

SCHWANGERSCHAFT – GESUNDHEITSTIPPS FÜR MUTTER UND KIND

zwei Liter am Tag. Gut geeignet sind zum Beispiel Tafelwasser und ungesüßte Früchte- oder Kräutertees.

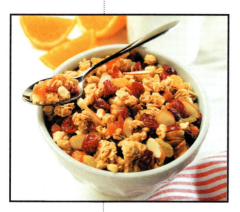

Abb. 6:
Obst, Vollkorn- und Milchprodukte gehören zur ausgewogenen Ernährung.

Heißhunger auf saure Gurken?
Fast alle Schwangeren verspüren hin und wieder überraschende Gelüste auf Nahrungsmittel, die ihnen zuvor nicht viel bedeuteten – oder aber spontane Abneigungen gegen langjährige Lieblingsspeisen. Das ist normal und legt sich wieder. Solche Gelüste können meist auch ohne Bedenken befriedigt werden. Nur bei regelrecht ungesundem Verlangen, zum Beispiel nach großen Mengen Sahnetorte, sollte man sich etwas bremsen.

Salzarme Kost ist mittlerweile passé
Der Rat, Schwangere sollten sich salzarm ernähren und wenig trinken, um Wassereinlagerungen im Gewebe zu minimieren, ist rund 100 Jahre alt und wird heute wieder in Frage gestellt. Heute ist die Empfehlung für Schwangere eine schmackhaft gesalzene Kost. Und ein gewisses Maß an Wassereinlagerung im Gewebe gilt als normal. Dauerhaft geschwollene Arme und Beine aber sollten medizinisch abgeklärt werden.

Pausenzeit für Kaffeetanten
Ein Tässchen in Ehren – geringfügiger Kaffeegenuss ist in der Regel kein Problem. Ein ausgeprägter Konsum von koffeinhaltigen Getränken und Nahrungsmitteln dagegen kann nach Ansicht von Experten nachteilige Auswirkungen auf die Entwicklung des Fetus haben und sogar zu Fehlgeburten führen.

Allerdings sind die Ergebnisse verschiedener Studien zu diesem Thema nicht eindeutig. Deshalb wird zur Zeit noch kontrovers diskutiert, welche Grenzwerte für die Aufnahme von Koffein in der Schwangerschaft und während der Stillzeit gelten könnten.

Wein und Hochprozentiges – nein, danke

Alkohol ist in der Lage, die Plazenta-Schranke (Plazenta = Mutterkuchen) zu passieren und somit in den kindlichen Kreislauf zu gelangen. Wird er in größeren Mengen konsumiert, kann er dem Ungeborenen Schaden zufügen. Die Experten sind sich noch nicht ganz einig, welche verbindlichen Grenzwerte zu Grunde gelegt werden sollten. Deshalb ist es in der Schwangerschaft am besten, auf Nummer Sicher zu gehen und bei Wein und Schnaps dankend abzuwinken.

Alkohol kann die Plazentaschranke passieren

In manchen Arzneimitteln ist ebenfalls Alkohol enthalten. Da hier jedoch nur einige Tropfen eingenommen werden, ist die aufgenommene Menge so gering, dass bei einem gesunden Menschen kein Grund zur Besorgnis besteht.

2.5 Das Kind raucht jede Zigarette mit

Schwangeren muss eines bewusst sein: Das Kind raucht jede Zigarette mit. Durch Gefäßverengungen, die durch das Nikotin entstehen, kommt es zu einer Verschlechterung der Sauerstoffversorgung des Kindes. Das wirkt sich negativ auf dessen Entwicklung aus. Untergewichtige Kinder sind oftmals die Folge von Zigarettenkonsum in der Schwangerschaft. Bei starken Raucherinnen sind laut Statistik auch die Rate der Fehlgeburten sowie die Kindersterblichkeit erhöht.

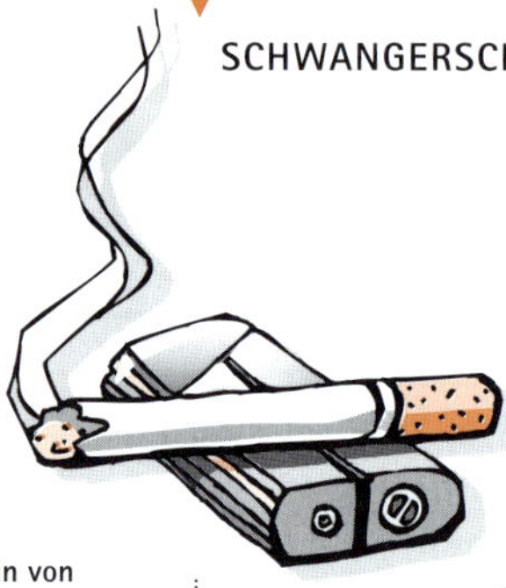

SCHWANGERSCHAFT – GESUNDHEITSTIPPS FÜR MUTTER UND KIND

Abb. 7:
Das Nikotin von Zigaretten verschlechtert die Sauerstoffversorgung des Kindes.

Nicht nur aktiv rauchende Mütter steigern das Risiko, sondern auch passiv rauchende – zum Beispiel, wenn in der Familie oder am Arbeitsplatz ein hoher Zigarettenkonsum herrscht. Und: Eine Gefährdung des Kindes ist auch nicht auszuschließen, wenn der Vater vor der Zeugung regelmäßig zehn oder mehr Zigaretten täglich geraucht hat. Es wird vermutet, dass Nikotin die Samenzellen in der Reifung und Teilung behindert.

Wenn also eine Schwangerschaft angestrebt wird, sollten Frau und Mann möglichst schon lange im Voraus auf das Rauchen verzichten oder es zumindest so weit wie möglich einschränken.

2.6 Reisen auf die sanfte Art

Grundsätzlich spricht nichts gegen eine Reise während der Schwangerschaft. Erholung, Ausspannen und ein Ortswechsel tun jeder Schwangeren gut. Jedoch sollte ein abrupter Klimawechsel vermieden werden. Die Anpassung zum Beispiel an große Hitze könnte Probleme bereiten. Empfehlenswert ist ein mildes, ausgeglichenes Klima an Meeresküsten, im Mittelgebirge oder in Seengegenden.

Am besten ist es, wenn der Urlaub zwischen dem fünften und siebten Schwangerschaftsmonat eingeplant wird. Zu dieser Zeit sind die ganzen Umstellungsprozesse des Schwangerschaftsbeginns abgeschlossen, Mutter und Kind sind bereits ein „eingespieltes Team", und die Beweglichkeit der Mutter ist noch gegeben. Bei einer Neigung zu Fehlgeburten sollte vor allem in den ersten vier Monaten kein Urlaub geplant werden. Der Körper ist in dieser Zeit mit dem Erhalt der Schwangerschaft voll ausgelastet und jede zusätzliche Belastung könnte eine Fehlgeburt fördern.

Längere Autofahrten sind möglichst zu meiden (abgeknickte Haltung, mangelnde Bewegung). Dasselbe gilt für Flugreisen (Vibrationen beim Start, mögliche Erschütterung bei der Landung). Es empfiehlt sich, den Mutterpass (Dokumentation der ärztlichen Untersuchungen) mit dabei zu haben und sich am Urlaubsort gleich um die Adresse einer Hebamme und die Adresse des nächstliegenden Krankenhauses mit einer Abteilung für Geburtshilfe zu kümmern. So muss man im Notfall nicht erst lange suchen. Wenn es die Situation erfordert, wird die Hebamme eine Überweisung in eine Arztpraxis oder Klinik veranlassen. Bei Blutungen, Fruchtblasensprung oder starken Wehen ist direkt das Krankenhaus aufzusuchen.

> **Fertilitätsstörungen - wenn die Schwangerschaft ausbleibt**
>
> Bei vielen Ehepaaren kommt es trotz anscheinend vollkommener Gesundheit von Mann und Frau auch nach Jahren nicht zur Schwangerschaft der Frau. Es liegt also eine Fertilitätsstörung vor. Eine Odyssee von Arzt zu Arzt ergibt oft keine Anhaltspunkte für Erkrankungen. Weder die Anamnesen noch die körperlichen Untersuchungen zeigen irgendwelche Besonderheiten.
>
> Naturheilkundliche Therapeuten stellen in solchen Fällen oft eine Reizüberflutung, eine Überlastung mit Toxinen, Allergien oder psychische Stressfaktoren als Ursache fest. Die Therapie besteht dann aus entgiftenden, ausleitenden sowie organ- und immunsystemstärkenden Maßnahmen, zum Beispiel mit homöopathischen und Antihomotoxischen Arzneimitteln. Auch psychische Probleme der Frau sollten erkannt und möglichst behoben oder gelindert werden, eventuell mit psychotherapeutischer Hilfe. Nach solchen Maßnahmen, die Körper, Geist und Seele von Belastungen befreien, stellt sich die gewünschte Schwangerschaft meist bald ein.

2.7 Ein bisschen Sport darf sein

Es heißt oft, dass während der Schwangerschaft außer Schwimmen kein Sport betrieben werden soll. Generell kann das nur für die ersten drei Monate der ersten Schwangerschaft sowie bei Gefahr von Früh- oder Fehlgeburten gelten. Bei einer normal verlaufenden Schwangerschaft können neben Schwimmen (beugt Rückenschmerzen vor) auch andere leichte sportliche Betätigungen wie spazieren gehen, Rad fahren oder Schwangerschaftsgymnastik ausgeübt werden. Das beugt Herz-Kreislauf-Beschwerden vor.

2.8 Liebe und Sexualität – wie es gefällt

Die Einstellung zur Liebe und Sexualität kann während der Schwangerschaft sehr unterschiedlich sein. Bei manchen Frauen verstärkt sich der Wunsch nach Zweisamkeit und sexueller Aktivität. Andere Frauen sind eher ablehnend, weil sie sich vielleicht gesundheitlich nicht wohl fühlen, die neue Körperform nicht ihrem Ideal entspricht oder weil sie in ihrem Gefühlsleben irritiert sind.

Probleme und Wünsche am besten offen ansprechen

Auch der Partner ist „etwas schwanger" beziehungsweise braucht Zeit, um sich in seine neue Rolle einzufinden. Das kann ebenfalls mit Irritationen einhergehen. Am besten ist, offen über Probleme und Wünsche zu sprechen, damit einer erfüllten Beziehung nichts im Wege steht. Sexualität schadet dem Kind nicht, wenn keine Neigung zu Blutungen oder vorzeitigen Wehen oder das Risiko einer Früh- oder Fehlgeburt besteht.

3 Medikamente während der Schwangerschaft – stets gut abwägen

Trotz gesundheitsbewusster Lebensführung und geduldiger Akzeptanz mancher schwangerschaftsbedingten Befindlichkeitsstörung, können die Beschwerden so unangenehm sein, dass der Wunsch nach medikamentöser Behandlung besteht. Auch können bestimmte Beschwerden vorliegen, die auf jeden Fall eine medikamentöse Behandlung erfordern, da sonst Komplikationen für die Schwangerschaft nicht auszuschließen sind.

3.1 Viele Wirkstoffe gelangen in den Kreislauf des Kindes

Die Behandlung mit konventionellen Pharmaka stellt bei Schwangeren ein gewisses Risiko dar. Denn die Wirksubstanzen der Medikamente sind meist sehr kleinmolekular und damit plazentagängig. Das heißt, das Kind wird mitbehandelt. Über die Wirkung der Medikamente beim Kind ist noch relativ wenig bekannt. Der Fetus ist auf Grund seines unreifen und sich rasch teilenden Gewebes außerordentlich empfindlich. Die Enzymtätigkeit ist noch nicht voll entwickelt. Der Abbau von Arzneistoffen, die in den kindlichen Organismus gelangen, wird dadurch erheblich verzögert. Zudem kann ein vom Fetus ausgeschiedenes Medikament oder dessen Abbauprodukt über das Fruchtwasser erneut in den kindlichen Kreislauf gelangen.

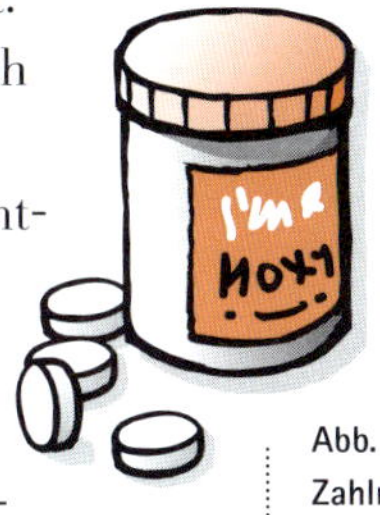

Abb. 8: Zahlreiche Arzneimittel enthalten kleinmolekulare, plazentagängige Wirkstoffe.

MEDIKAMENTE WÄHREND DER SCHWANGERSCHAFT

Dadurch kann die Wirkungsdauer eines Medikamentes erheblich verlängert sein. Auch der Geburtsvorgang stellt eine außerordentlich kritische Phase im Leben des Kindes dar. In dem Moment, in dem die Plazenta gelöst ist, sind die noch unvollständig funktionierende Leber und Milz des Neugeborenen die maßgeblichen Organe, um Pharmaka zu verstoffwechseln und auszuscheiden. Daher können Substanzen von Medikamenten, welche der Mutter während des Geburtsvorganges verabreicht werden, vom Kind gespeichert werden und bis zu deren endgültigem Abbau verschiedene Störungen, zum Beispiel Atemschwierigkeiten, verursachen.

> Leber und Milz des Kindes müssen sich erst „einarbeiten"

3.2 Der Körper reagiert während der Schwangerschaft auf Medikamente anders als sonst

Während der Schwangerschaft ist die Wirkung von Arzneimitteln auf Grund der physiologischen Veränderungen anders als vor der Schwangerschaft. Einige Beispiele:

- ◆ Haut und Schleimhäute resorbieren auf Grund der erhöhten Durchblutung auf die Haut aufgetragene Präparate schneller.
- ◆ Die orale Aufnahme von Wirkstoffen kann dagegen verzögert sein, da es während der Schwangerschaft sowohl im Magen als auch im Dünndarm zu einer Reduzierung der reflektorischen Muskelbewegungen und zu einer Veränderung der Sekretion kommt.
- ◆ Die um bis zu 100 Prozent erhöhte Filtrationsrate des Vorharns in den Nieren führt dazu, dass viele Medikamente sehr schnell wieder ausgeschieden werden.

MEDIKAMENTE WÄHREND DER SCHWANGERSCHAFT

Es sind also entsprechende Dosisanpassungen erforderlich, um die gewünschten therapeutischen Wirkungen zu erzielen.

Während der Stillperiode kann sich die Weitergabe von medikamentösen Wirksubstanzen an das Neugeborene über die Muttermilch fortsetzen. Allerdings stellt die doppelte Barriere der Blut-Milch-Schranke einen deutlich besseren Schutz dar als die Plazenta beim Fetus. Auf diesem Wege können nur geringe Mengen einer schädlichen Substanz auf das Kind übergehen.

Auf Grund dieser Erkenntnisse ist in der Schwangerschaft und Stillzeit eine möglichst risikoarme Behandlung von Erkrankungen wichtig. Generell gilt: so wenig Arzneimittel wie möglich. Im Vordergrund sollten zunächst allgemeine gesundheitsfördernde Maßnahmen stehen. Bestehen jedoch Gründe, die den Einsatz von Pharmaka erfordern, sollten diese im Hinblick auf die Gesundheit von Mutter und Kind so nebenwirkungsarm wie möglich sein und in einer adäquaten Dosierung verabreicht werden, wie sie auf den Beipackzetteln in der Regel ausgewiesen ist.

> So wenig Arzneimittel wie möglich, ist die Devise

Den Anspruch „nebenwirkungsarm" erfüllen dabei vor allem naturheilkundliche Arzneimittel. Sie gewinnen daher in der Therapie von Schwangeren, Stillenden und Neugeborenen wieder zunehmend an Bedeutung.

4 Naturheilkunde heute – wiederentdeckt für die moderne Geburtshilfe

So viel wie nötig, so wenig und so nebenwirkungsarm wie möglich – wenn nach diesem Grundsatz therapiert wird, lassen sich belastende Medikamentenwirkungen für Mutter und Kind recht gering halten. Insbesondere naturheilkundliche Therapien erfüllen den Anspruch, wirkungsvoll und dennoch nebenwirkungsarm zu sein. Das wird auch in der modernen Geburtshilfe zunehmend geschätzt.

Naturheilkunde und konventionelle Arzneimittel sinnvoll kombiniert

Es ist sinnvoll, bei Beschwerden oder Erkrankungen in dieser Zeit stets zu prüfen beziehungsweise prüfen zu lassen, ob nicht eine naturheilkundliche Behandlung helfen und damit den Einsatz konventioneller Medikamente ersparen kann. Wenn das nicht möglich ist, so kann eventuell eine, auf die konventionelle Therapie abgestimmte, ergänzende naturheilkundliche Behandlung die Verträglichkeit konventioneller Arzneimittel verbessern oder dazu beitragen, dass jene Arzneimittel niedriger dosiert werden können.

4.1 Natürliche Beschwerden, natürliche Behandlung

Viele Beschwerden in der Schwangerschaft sind einfach Auswirkungen der physiologischen Veränderungen im Körper der Mutter. Diese Beschwerden kommen und gehen wieder. Sie erfordern in der Regel keine intensive medizinische Behandlung, sondern lassen sich meist mit Hausmitteln und naturheilkundlichen Arzneimitteln lindern oder beheben. Solche Mittel sind in den nachfolgenden Kapiteln aufgeführt. Auch bei „banalen" Befindlichkeitsstörungen kann es jedoch vorkommen, dass sie sich ungünstig auf die Schwangerschaftsprozesse auswirken. Auf solche möglichen Auswirkungen wird ebenfalls in den folgenden Kapiteln hingewiesen.

In vielen Fällen helfen auch Hausmittel

4.2 Im Zweifelsfall zur Hebamme oder zum Arzt

In vielen Fällen können also Hausmittel oder eine leichte Selbstmedikation helfen. Es sollte jedoch immer eine Hebamme oder gegebenenfalls ein Arzt hinzugezogen werden, wenn

- die Symptome stark ausgeprägt sind,
- nach einigen Tagen keine Besserung eintritt,
- die individuelle Krankheitsgeschichte therapeutische Betreuung erfordert,
- Rückfälle auftreten,
- Fragen und Unsicherheit bestehen.

Es gibt viele naturheilkundliche Therapien, mit denen Schwangerschaftsbeschwerden wirkungsvoll behandelt werden können. Therapeuten und Hebammen haben sich meist auf einige Therapien spezialisiert. Auch in der Selbstmedikation gibt es oft eine Vorliebe für bestimmte Therapien, zum Beispiel für Homöopathie oder Phytotherapie. Manchmal können sich auch Arzneimittel verschiedener Therapierichtungen gut ergänzen. Die nachfolgend vorgestellten Therapien sind jene, mit denen die Autorin persönlich gute Erfahrungen gemacht hat.

5 Homöopathie aktiviert die Selbstheilungskräfte

Die Homöopathie ist eine zentrale Behandlungsmethode der Naturheilkunde. In vielen Bereichen, darunter auch in der Kinderheilkunde, wird sie heutzutage immer beliebter. „Similia similibus curentur" (Ähnliches soll durch Ähnliches geheilt werden) umreißt mit drei Worten die Grundlage der homöopathischen Lehre. Es bedeutet, dass ein Arzneimittel (in bestimmter verdünnter Zubereitung) gegen diejenigen Beschwerden hilft, die dieses in hoher Dosierung beim gesunden Menschen hervorruft. So ist zum Beispiel das homöopathische Arzneimittel Apis (Bienengift) ein bewährtes Mittel, um die Folgen eines Bienenstiches (Schmerz, Schwellung usw.) zu lindern.

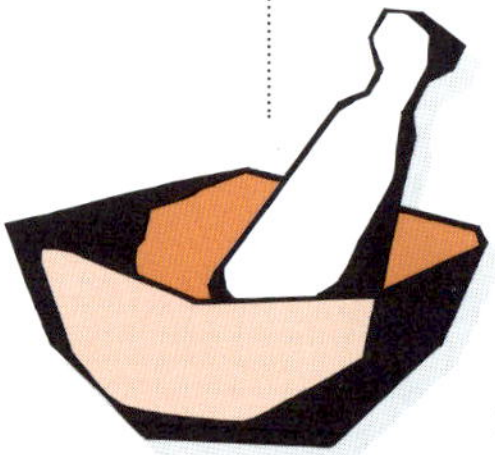

Abb. 9: Homöopathische Präparate werden durch abgestufte Verreibung oder Verdünnung hergestellt.

Durch dieses Simile-Prinzip unterscheidet sich die Homöopathie von der konventionellen Medizin, deren Therapeutika vor allem auf dem Prinzip der Allopathie (griech. allo = anders, verschieden, pathos = Krankheit) beruhen. Das heißt, die Wirkstoffe dieser Mittel sind den Krankheiten entgegengerichtet. Sie bekämpfen die Krankheitserreger oder unterdrücken ein Entzündungsgeschehen, das Schmerzen, Fieber oder Allergien verursacht.

5.1 Was Hahnemann getestet hat

Die Homöopathie (griech. homoio = ähnlich, pathos = Krankheit) wurde durch den Arzt und Apotheker Samuel Hahnemann

HOMÖOPATHIE AKTIVIERT DIE SELBSTHEILUNGSKRÄFTE

(1755–1843) begründet. Er erprobte unter anderem am eigenen Körper die Wirkung von hoch dosierten Arzneimitteln. Aus diesen Arzneimittelversuchen entwickelte er so genannte Arzneimittelbilder. Hierin sind alle Symptome aufgeführt, die ein Mittel in hoher Dosierung bei einem gesunden Menschen hervorruft. In hoher Verdünnung jedoch wirkt dieses Mittel als entsprechendes Heilmittel. Von Hahnemann und nachfolgenden Therapeuten wurden zahlreiche Arzneimittelprüfungen vorgenommen und umfangreiche Erfahrungen in der Behandlung von Krankheiten mit homöopathischen Arzneimitteln gewonnen.

Die Arzneimittelbilder sind in besonderen Nachschlagewerken (Repertorien) zusammengefasst. Im Rahmen einer homöopathischen Behandlung wird unter anderem das Krankheitsbild in seiner „Individualität" genau bestimmt. Hierbei beachtet der Therapeut auch Aspekte wie die individuelle Empfindlichkeit des Patienten (Modalitäten) und seine Konstitution. Dieses Vorgehen dient einer individuellen Diagnosefindung, entsprechend der dann das (oder die) homöopathische(n) Mittel des passenden „Arzneimittelbildes" ausgewählt werden. All dies macht die Homöopathie zu einer sehr individuellen Therapie. Es gibt jedoch auch bewährte symptomorientierte Anwendungsmöglichkeiten.

Homöopathika können auch symptomorientiert angewandt werden

5.2 Informationsimpulse bringen den Organismus auf Trab

Homöopathische Präparate sind zum einen symptomatisch wirksam, setzen vor allem aber an den Ursachen der Erkrankungen an. Durch ihren Einsatz werden die Selbstheilungskräfte des Organismus aktiviert beziehungsweise gestärkt, da durch die

HOMÖOPATHIE AKTIVIERT DIE SELBSTHEILUNGSKRÄFTE

Mittel neuro-vegetative Steuerungsmechanismen und Stoffwechselvorgänge der Körperzellen beeinflusst werden können.

Aktuelle wissenschaftliche Forschungen deckten mittlerweile körpereigene Mechanismen auf, die unter anderem eine Erklärung für die Wirkung homöopathischer Arzneimittel darstellen. So wurde festgestellt, dass der Organismus auch auf sehr gering dosierte Substanzen (wie in homöopathischen Präparaten) zu reagieren vermag: Bestimmte reaktive Zellen verstärken die Information dieser Substanzen. So kann sie der Organismus wahrnehmen und dagegen „mobil machen". Dementsprechend wird ein Heilungsprozess in Gang gesetzt.

> **Dosierung von homöopathischen Arzneimitteln**
>
> Bei der Dosierung homöopathischer Mittel gilt als Faustregel: Bei akuten Störungen werden tiefe Potenzen (bis D12) eingesetzt, je nach Situation drei- oder mehrmals täglich 5 Tropfen oder Globuli. Bei chronischen Erkrankungen werden höhere Potenzen angewandt, mit geringerer Dosierung. Im Rahmen einer Selbstmedikation sollten nur leichte, vorübergehende Störungen behandelt werden, ansonsten ist ein Therapeut zu konsultieren.

Homöopathika gibt es in Form von Tabletten, Globuli, Tropfen, Zäpfchen, Salben und Ampullen. Nach dem amtlichen homöopathischen Arzneibuch (HAB) werden sie entsprechend den homöopathischen Herstellungstechniken der abgestuften Verdünnung oder Verreibung aus pflanzlichen, tierischen, mineralischen oder teilweise auch synthetischen Stoffen hergestellt. Die Verdünnung (Potenzierung) erfolgt meist im Verhältnis 1:10. Die erste Verdünnungsstufe wird als D1 (Dezimalpotenz), die nächste daraus hergestellte als D2 bezeichnet usw.

5.3 Homöopathische Komplexpräparate – mehrere Mittel auf einen Streich

In der Homöopathie Hahnemanns wurden ursprünglich nur Einzelmittel verwendet. Um die Anwendung zu vereinfachen, plädierte Hahnemann später aber auch für die gleichzeitige Gabe von mehreren Mitteln. Er starb jedoch, bevor er diese praktische Neuerung in sein Lehrbuch „Organon" aufnehmen konnte. Die Gabe von mehreren homöopathischen Einzelmitteln, auch kombiniert in einem Präparat, setzte sich immer mehr durch. Denn solche Kombinations- beziehungsweise Komplexpräparate bieten auf Grund ihres breiter gefächerten Wirkungsspektrums vielfältigere und umfassendere Anwendungsmöglichkeiten.

Hilfe zur Selbsthilfe für den Organismus

Der Vorteil von homöopathischen Arzneimitteln für die Schwangerschaft und Geburtshilfe: Die Homöopathie ist eine Regulationsmedizin, die die Selbstheilungskräfte des Körpers unterstützt. Die Arzneimittel sind nebenwirkungsarm – das kommt Mutter und Kind zugute.

6 Antihomotoxische Medizin – hinaus mit den Schadstoffen

Der Organismus ist täglich vielen Schadstoffen ausgesetzt, die er abwehren oder neutralisieren und entsorgen muss. Solche Schadstoffe sind zum Beispiel Krankheitserreger oder Schadstoffe in der Nahrung und aus der Umwelt, aber auch belastende Stoffwechselprodukte, die im Organismus entstanden sind.

Die Bedeutung von Schadstoffen ist angesichts der Umweltbelastungen und zunehmenden chronischen Erkrankungen wie beispielsweise Allergien ein Thema, dem heute in der Medizin und Öffentlichkeit große Beachtung geschenkt wird. Ein Pionier auf diesem Gebiet war der Arzt und Homöopath Dr. med. Hans-Heinrich Reckeweg (1905–1985). Er entwickelte schon 1948 die medizinische Lehre der Homotoxikologie. Denn er hatte erkannt, dass Krankheiten sinnvolle Abwehrvorgänge des Körpers gegen schädliche Substanzen oder Folgen von Schadstoffeinwirkungen sind. Die verantwortlichen Schadstoffe nannte Reckeweg Homotoxine (= für den Menschen schädliche Stoffe/Giftstoffe). Homotoxine sind all jene stofflichen (chemischen/biochemischen) und nichtstofflichen (physikalischen/psychischen) Faktoren, die beim Menschen Gesundheitsstörungen hervorrufen können.

Schadstoffbelastungen – heutzutage ein sehr aktuelles Thema

Ein gesunder Körper ist in der Lage, solche Schadstoffe innerhalb gewisser Grenzen abzuwehren oder zu neutralisieren und auszuscheiden. Gesundheitliche Störungen oder Krankheiten können jedoch entstehen, wenn zu viele Schadstoffe den Körper überschwemmen, oder wenn er auf Grund von Stoffwechselstörungen Homotoxine nicht neutralisieren und ausscheiden

ANTIHOMOTOXISCHE MEDIZIN – HINAUS MIT DEN SCHADSTOFFEN

kann. Dann können sich die körpereigenen Abwehrkräfte der belastenden Homotoxine bald nicht mehr erwehren, und je nach Intensität und Dauer der Homotoxinbelastung entstehen unterschiedliche Gesundheitsstörungen oder Krankheitsbilder. Daher ist es nicht sinnvoll, nur Krankheitssymptome zu bekämpfen, sondern der Organismus sollte vielmehr in seinem Kampf gegen die Homotoxine unterstützt werden. Diese Erkenntnisse Reckewegs begründeten die Antihomotoxische Medizin.

6.1 Eine Brücke zur konventionellen Medizin

Die Antihomotoxische Medizin basiert auf der medizinischen Lehre der Homotoxikologie und auf der Antihomotoxischen Therapie, einer besonderen Form der Homöopathie. In den vergangenen Jahrzehnten haben Reckeweg sowie viele Therapeuten, Patienten und Wissenschaftler mit vielfältigen Praxiserfahrungen und medizinischen Studien dazu beigetragen, dass die Antihomotoxische Medizin in der heutigen Medizin einen wichtigen Stellenwert hat. Die derzeitigen Forschungen und Entwicklungen auf dem Gebiet der Antihomotoxischen Medizin setzen diesen hohen Anspruch fort: Sie zielen darauf ab, den von Reckeweg eingeschlagenen Weg fortzusetzen und die Homöopathie wissenschaftlich mit dem biochemisch-therapeutischen Wissen der Hochschulmedizin zu verbinden.

Die Antihomotoxische Therapie hat einen wichtigen Stellenwert in der Medizin

6.2 Die „Landkarte" der Krankheiten

Schadstoffbelastungen können von sehr unterschiedlicher Art sein. Je nach Aggressivität der Substanzen sowie der Intensität und Dauer ihrer Einwirkung richten sie im Organismus mehr oder weniger Schaden an. Reckeweg und nachfolgenden

ANTIHOMOTOXISCHE MEDIZIN - HINAUS MIT DEN SCHADSTOFFEN

Organsystem	humorale Phasen		
	normale Reaktion	gesteigerte Reaktion	beginnende Speicherung
	Exkretionsphase Ausscheidung	Inflammationsphase Entzündung	Depositionsphase Ablagerung
Haut	◆ Schweiß	◆ Akne	◆ Warzen
Darm	◆ Durchfall	◆ Schleimhautentzündung	◆ Kotsteine ◆ Verstopfung
Lunge	◆ klarer Schleim	◆ Bronchitis	◆ Staublunge
Niere	◆ Urinfluss	◆ Nierenbeckenentzündung	◆ Nierensteine
Leber / Galle	◆ Gallenfluss	◆ Leber-/Gallenentzündung	◆ Gallensteine ◆ Fettleber
Bauchspeicheldrüse	◆ Bauchspeicheldrüsenfluss	◆ Bauchspeicheldrüsen-entzündung	◆ Bauchspeichel-drüsenverkalkung
Knochen / Gelenke	◆ Gelenkflüssigkeit	◆ Arthritis	◆ Gichtkristalle ◆ Gelenkschwellung

⬅ Verbesserung (positive Vikariation)

forschenden Medizinern gelang es, die Bandbreite der Schadstoffbelastungen zu spezifizieren. Anhand der Erforschung von Krankheitsverläufen definierte Reckeweg sechs verschiedene Stadien der „Giftablagerung":

◆ 1. Ausscheidungsphase (Exkretionsphase)
◆ 2. Entzündungsphase (Inflammationsphase)
◆ 3. Ablagerungsphase (Depositionsphase)
◆ 4. Zellerkrankungsphase (Imprägnationsphase)

ANTIHOMOTOXISCHE MEDIZIN - HINAUS MIT DEN SCHADSTOFFEN

Tab. 1:
Vereinfachtes Schema der Sechs-Phasen-Tabelle nach Reckeweg

Matrix-Phasen		zelluläre Phasen	
endgültige Speicherung	dauerhafte Schädigung		unkontrollierte Veränderung
Imprägnationsphase Zellerkrankung	Degenerationsphase Zellumbau		Dedifferenzierungsphase Zellentartung
◆ Neurodermitis	◆ Hautatrophie		◆ Hautkrebs
◆ Colitis ulcerosa	◆ Dickdarmdivertikulose		◆ Darmkrebs
◆ Asthma	◆ Emphysem		◆ Lungenkrebs
◆ eingeschränkte Nierenfunktion	◆ Schrumpfniere		◆ Nierenkrebs
◆ Leberzellerkrankung	◆ Leberzirrhose		◆ Leberkrebs
◆ chronische Bauchspeicheldrüsenentzündung	◆ Diabetes mellitus		◆ Bauchspeicheldrüsenkrebs
◆ Rheuma	◆ Arthrose		◆ Knochenkrebs

biologische Schnitt

⎯⎯⎯⎯⎯⎯ Verschlimmerung (negative Vikariation) ⎯⎯⎯⎯⎯⎯➔

◆ 5. Zellumbauphase (Degenerationsphase)
◆ 6. Zellentartungsphase (Dedifferenzierungsphase)

Die verschiedenen Phasen spiegeln sich in bestimmten gesundheitlichen Störungen oder Erkrankungen wider. Die verschiedenen Stadien sowie Beispiele für entsprechende Erkrankungen sind in der Sechs-Phasen-Tabelle zusammengestellt (Tab. 1). Wie auf einer Landkarte lässt sich hier ablesen, wie es um die Schadstoffbelastung des Organismus bestellt ist.

ANTIHOMOTOXISCHE MEDIZIN - HINAUS MIT DEN SCHADSTOFFEN

Eine weitere Einteilung in humorale Phasen (Exkretions- und Inflammationsphase), Matrix-Phasen (Depositions- und Imprägnationsphase) sowie zelluläre Phasen (Degenerations- und Dedifferenzierungsphase) zeigen den Ort der Homotoxinablagerung an. In den humoralen Phasen ist es die Gewebeflüssigkeit, in den Matrix-Phasen das Bindegewebe und in den zellulären Phasen die Zelle selbst, wo die Homotoxine ihre krank machenden Wirkungen entfalten.

6.3 Sechs Phasen zwischen gesund und krank

Ausscheidungsphase (Phase 1)
In dieser ersten Phase ist fast alles noch in Ordnung. Auftretende Homotoxine werden auf physiologische Weise ausgeschieden, zum Beispiel durch Husten, Schnupfen, Schweißbildung oder leichten Durchfall. Besserung tritt meist auch ohne Arzneimittel innerhalb weniger Tage ein.

Entzündungsphase (Phase 2)
Wenn das Ausschleusen (Phase 1) der Homotoxine nicht ausreicht, versucht es der Organismus mit einem vehementen „Rausschmiss" der Homotoxine – in Form einer Entzündung (Phase 2). Rötung, Wärme, Schwellung, Schmerz und Funktionseinschränkung des betroffenen Körperteils oder Organs sind typische Symptome einer Entzündung. Die Prozesse, die zu diesen Symptomen führen, dienen allesamt der Vernichtung und Elimination der Homotoxine und ihrer freigesetzten Giftstoffe. Die Rötung entsteht durch eine gesteigerte Durchblutung, die Abwehrzellen herbeischwemmt. Die Wärme beschleunigt und intensiviert etliche für die Abwehr wichtige Stoffwechselvor-

Entzündung – den Homotoxinen droht der „Rausschmiss"

ANTIHOMOTOXISCHE MEDIZIN – HINAUS MIT DEN SCHADSTOFFEN

gänge. Die Schwellung entsteht durch Blutplasma, das aus den Blutgefäßen austritt, Abwehrzellen enthält und die Schadstoffkonzentration verdünnt. Der Schmerz informiert das Gehirn über den aktuellen Stand der Abwehr- und Entgiftungsreaktionen. Und die Funktionseinschränkung signalisiert „ruhig stellen", also das Organ oder den Körperteil jetzt nicht (über-)fordern, sondern ihm Zeit zur Heilung zu lassen. In der Entzündungsphase sind akute und chronische Entzündungen angesiedelt. Auch in dieser Phase hat der Organismus noch die Oberhand; die Selbstheilungsfähigkeit ist intakt.

Ablagerungsphase (Phase 3)

In dieser Phase haben sich schon mehr Homotoxine angesammelt, als der Organismus verkraften kann. Es gelingt ihm nicht mehr, sie hinauszubefördern. Ihm bleibt nur die Möglichkeit, sie zu deponieren. Diese „Mülldeponie" ist das Bindegewebe (Abb. 10).

Das Bindegewebe ist ein Organsystem, das aus Zellen (darunter Abwehrzellen), einem Netzwerk aus Fasern, feinen Blutgefäßen und viel Wasser besteht. Es durchzieht den ganzen Körper. Nirgends gibt es eine direkte Verbindung zwischen Organzellen und Gefäßsystemen – überall ist erst eine „Transitstrecke" durch das Bindegewebe zu passieren. Es stellt das Stoffwechselterrain dar, in dem das innere Milieu des Menschen im Fließgleichgewicht gehalten wird. Eine gesunde Lebensweise und Ernährung, ausreichende Flüssigkeitszufuhr und entgiftende Maßnahmen tragen unter

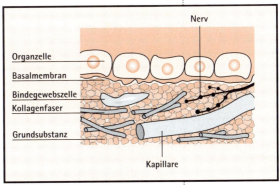

Abb. 10:
Schemazeichnung eines Querschnitts durch das Bindegewebe

anderem dazu bei, dieses Terrain „sauber zu halten". Das ist sehr wichtig. Denn wenn es verschlackt, ist der Austausch von Stoffen und Information zwischen den Zellen gestört. Das wiederum behindert die Zellfunktionen und legt dadurch den Grundstein für Gesundheitsstörungen.

In der Ablagerungsphase nun droht der Beginn einer solchen Verschlackung. Wehret den Anfängen, ist hier das Motto des Organismus. Emsig versuchen Zellen des Bindegewebes, vagabundierende Homotoxine so gut es geht zu „Müllpaketen" abzupacken und mit Fasern abzudichten, damit sie keinen Schaden an benachbarten Organzellen anrichten können. Immer wenn der Organismus vermehrt ausscheidet (Phase 1) oder mit einer Entzündung beschäftigt ist (Phase 2), versucht er, einen Teil der abgelagerten Müllpakete mit zu entsorgen.

Wenn diese Möglichkeit nicht besteht oder aber die toxischen Pakete sich zu stark stapeln, dann entsteht eine „Inweltökokrise", weil das Bindegewebe verschlackt. Dann ist der Punkt erreicht, an dem die Selbstheilungsfähigkeit des Organismus gefährdet ist. Ohne therapeutische Hilfe drohen den Zellen zunehmend Schäden. Bekannte Krankheiten der Depositionsphase sind zum Beispiel Nierensteine, Fettleber oder Ablagerungen an Gelenken, Bändern, Sehnen und Muskeln.

Zellerkrankungsphase (Phase 4)
Verschlimmert sich die Homotoxinbelastung weiterhin, so gleitet das Geschehen in die Zellerkrankungsphase. Das heißt, jetzt sind auch die Organzellen von der Homotoxinauswirkung betroffen. Zellfunktionen geraten aus dem Takt. Die Selbstheilungskraft des Organismus ist weitgehend erschöpft. Chronische Krankheiten sind die Folge, zum Beispiel Neurodermitis oder Rheuma.

Im Bindegewebe lagern stapelweise „Müllpakete" mit Homotoxinen

Zellumbauphase (Phase 5)

Geschieht therapeutisch nichts im Hinblick auf Grundentgiftung und Anregung der Abwehrfunktionen, dann kann sich das Geschehen in die Zellumbauphase verlagern. Die Zelle degeneriert, es kommt zu Funktionsverlusten von Organen und Geweben. Solche Degenerationskrankheiten sind zum Beispiel Arterienverkalkung, Alzheimer, Herzmuskelschwächen, Altersdiabetes, Fettstoffwechselstörungen sowie degenerative Gelenk- und Knochenprozesse wie Arthrose, Bandscheibenabnutzung oder Osteoporose.

Zellentartungsphase (Phase 6)

Die sechste und letzte Phase ist die Zellentartungsphase. Sie stellt die Phase mit der größten Toxindichte dar. Die Zellen haben ihren Stoffwechsel umgestellt und sich zudem der Körperkontrolle entzogen. Es kommt zur Entartung, zum Krebs.

6.4 Gesundheitsstörung auf Wanderschaft

Die gute Nachricht ist, dass die beschriebenen sechs Phasen keine starren Zustände sind, sondern dass die Gesundheitsstörung „wandern" kann. In der Antihomotoxischen Medizin spricht man von Vikariation (lat. vicarius = stellvertretend, verlagern). So wie sich bei fortschreitender Schadstoffbelastung die Gesundheitsstörung zu immer schwerwiegenderen Phasen hin verlagert (progressive Vikariation), so kann sie sich bei Befreiung des Organismus von den belastenden Schadstoffen und deren Schäden auch wieder zu harmloseren Phasen zurückbewegen (regressive Vikariation). Dabei werden oft vorherige Phasen erneut durchlaufen, der Betroffene erlebt jene Störungen/Symptome noch einmal. Das sollte ihn nicht irritieren sondern freuen, denn der Heilungsprozess ist voll im Gang.

Regressive Vikariation – auf dem Weg zur Besserung

ANTIHOMOTOXISCHE MEDIZIN – HINAUS MIT DEN SCHADSTOFFEN

Für die Zelle gilt: Schadstoffe sollten draußen bleiben

Die Möglichkeiten einer erwünschten positiven (regressiven) Vikariation werden unter anderem davon beeinflusst, in welcher Phase sich die Gesundheitsstörung befindet. Ausschlaggebend ist, ob sich das Krankheitsgeschehen noch außerhalb der Zelle oder bereits in ihrem Inneren abspielt. Diese Grenze liegt zwischen der Ablagerungsphase (Phase 3) und der Zellerkrankungsphase (Phase 4) und wird „biologischer Schnitt" genannt. Störungen oder Krankheiten vor dem biologischen Schnitt lassen sich meist gut und oft völlig ausheilen. Krankheiten hinter dem biologischen Schnitt sind schwieriger zu heilen, da hier bereits die Zellen direkt betroffen und die Selbstheilungskräfte des Organismus eingeschränkt sind.

Wendepunkt – der biologische Schnitt

Der biologische Schnitt ist keine Sackgasse. Eine Antihomotoxische Therapie zum Beispiel kann sowohl das Entgiftungssystem als auch das Immunsystem und die Organfunktionen soweit stärken, dass in vielen Fällen eine Genesung oder Besserung der Beschwerden erzielt werden kann oder dass zumindest eine weitere Verschlimmerung verhindert wird.

Die Sechs-Phasen-Tabelle stellt die zentrale Krankheitslandkarte dar, in die man eine Erkrankung einordnen und auf der man eine Verbesserung oder Verschlechterung erkennen kann. Anhand dieser „Landkarte" wird auch der Effekt erklärbar, dass ein mit Kortisonsalbe unterdrücktes Hautekzem zu Asthma führen kann. In diesem Fall hatten die Homotoxine über das Ekzem ein Ventil zur Ausleitung gefunden. Durch die Unterdrückung durch das Kortison wurde diese Ausleitung jedoch verhindert und die Homotoxine haben sich auf die Lunge verlagert. Es ist ein Phasensprung zum Schlechteren, zu einer negativen (progressiven) Vikariation erfolgt, nämlich von der Entzündungsphase (Ekzem), zur Zellerkrankungsphase (Asthma).

6.5 Auf der Jagd nach Homotoxinen

Auf Grund ihres breit gefächerten Wirkspektrums haben Komplexhomöopathika auch in der Antihomotoxischen Therapie einen großen Stellenwert. Da viele Patienten heutzutage von mehreren, gleichzeitig im Körper auftretenden Störungen und Giftbelastungen betroffen sind, ist es erforderlich, den Organismus zum einen in seinen Entgiftungsprozessen zu fördern und Symptome zu lindern, zum anderen aber auch, ihn gleichzeitig auf verschiedenen Ebenen zu stärken und anzuregen. Mit antihomotoxisch wirkenden Komplexhomöopathika lässt sich das in einer für den Patienten praktischen Anwendungsweise zielgerichtet realisieren.

Antihomotoxische Mittel gibt es in Form von Tropfen, Tabletten, Spray, Salben, Zäpfchen sowie Ampullen, die getrunken oder vom Arzt mittels Spritze verabreicht werden. Da die Mittel nach Indikationen eingesetzt werden können, sind sie auch in der Selbstmedikation leichterer Beschwerden praktisch zu handhaben.

Vorteil für die Schwangerschaft und Geburtshilfe: Durch ihre Verträglichkeit und ihr geringes Risiko haben sich die in diesem Ratgeber erwähnten Antihomotoxischen Präparate auch während der Schwangerschaft und Stillzeit bewährt. Wechselwirkungen mit anderen Arzneimitteln sind nicht bekannt. Da homöopathische Antihomotoxika risikoarm sind, eignen sie sich in der Regel auch zur Behandlung von Säuglingen und Kleinkindern.

Antihomotoxische Arzneimittel auch für Säuglinge und Kleinkinder

6.6 Dosierung bei Neugeborenen und Kindern

Grundsätzlich kann die Dosierung der in Frage kommenden homöopathischen beziehungsweise Antihomotoxischen Arzneimittel bei Säuglingen und Kleinkindern (ebenso wie bei Erwachsenen) individuell gehandhabt werden. Auf Grund des zum Teil unterschiedlichen Ansprechens des Einzelnen auf die Präparate ist die Angabe starrer Dosierungsschemata nicht sinnvoll. Die in Tabelle 2 aufgeführten Dosierungsvorgaben haben sich jedoch in der Praxis als Richtlinien bewährt. Die Tropfen können mit etwas Flüssigkeit vermischt eingenommen werden. Zur Verbesserung der Wirkung sollten die Tropfen möglichst eine Zeit lang im Mund behalten werden. Die Tabletten unter der Zunge zergehen lassen. Bei Säuglingen und Kleinkindern kann die entsprechende Einzeldosis auch mit etwas Flüssigkeit vermischt gegeben werden.

Altersgruppe	Normaldosierung	Akutdosierung
0–3 Jahre	1/3 der Erwachsenendosis	4-mal täglich 1/3 der Erwachsenendosis
4–6 Jahre	1/2 der Erwachsenendosis	6-mal täglich 1/3 der Erwachsenendosis
7–11 Jahre	2/3 der Erwachsenendosis	8-mal täglich 1/3 der Erwachsenendosis

Tab. 2: Grundschema zur Dosierung Antihomotoxischer Tropfen- und Tablettenpräparate

7 Weitere Therapiemethoden – die Natur hält noch mehr bereit

Wie bereits erwähnt, gibt es neben Homöopathie und Antihomotoxischer Medizin noch andere naturheilkundliche Therapien, mit denen Schwangerschaftsbeschwerden behandelt werden können. Therapeuten und Hebammen spezialisieren sich meist auf einige Therapien. Die Autorin dieses Ratgebers hat in Bezug auf Schwangerschaft und Geburtshilfe Erfahrungen gesammelt mit Homöopathie, Antihomotoxischer Medizin, Phytotherapie, Akupunktur, Anthroposophischer Medizin, Spagyrik und Fußreflexzonentherapie. In ihrem Praxisalltag nimmt dabei die Antihomotoxische Medizin eine zentrale Rolle ein – wegen ihres breiten Wirkungsspektrums und der für einen Organismus immer wichtigen Schadstoffausleitung.

Die Ausleitung von Schadstoffen ist wichtig für den Organismus

Meist werden einzelne Therapiemethoden separat eingesetzt; manchmal jedoch können sich auch Arzneimittel verschiedener Therapierichtungen gut ergänzen. Für solche Kombinationen ist therapeutische Fachkenntnis von Vorteil. Für die Selbstmedikation leichter Beschwerden reicht es normalerweise aus, wenn eine einzige Therapiemethode angewendet wird.

7.1 Phytotherapie – die Heilpflanze hat es in sich

Spezielle Pflanzen gehören zu den ältesten medizinischen Heilmitteln. Aus deren Anwendung entwickelte sich die Phytotherapie (phyto = griech. Pflanze). Trotz des Fortschritts chemischer

WEITERE THERAPIEMETHODEN

und synthetischer Arzneimittel sind auch heute die Arzneipflanzen und ihre Wirkstoffe aus der modernen Medizin nicht wegzudenken. Sie haben bedeutend zum Fortschritt der Medizin beigetragen, wenn ihn nicht gar erst ermöglicht. Arzneipflanzen beziehungsweise Teile von Arzneipflanzen gibt es in verschiedenen Zubereitungen: Tee, Tinkturen, Tabletten, Dragees, Extrakte oder Kapseln. Phytotherapeutika werden sowohl bei akuten als auch bei chronischen Krankheiten sowie bei Befindlichkeitsstörungen angewandt.

Vorteil für die Schwangerschaft: Es handelt sich um nebenwirkungsarme Arzneimittel, die sich insbesondere bei schwangerschaftsbedingten venösen Durchblutungsstörungen, Schlafstörungen, psychischen Störungen, Hauterkrankungen, Varizen und Hämorrhoiden bewährt haben.

7.2 Akupunktur – kleine Stiche, große Wirkung

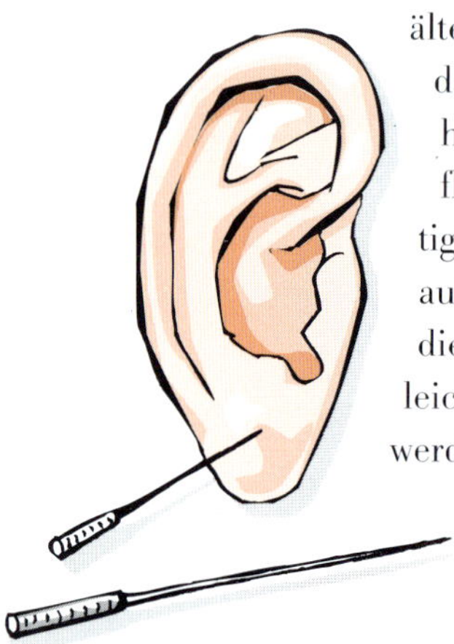

Abb. 11:
Die Stimulation von Akupunkturpunkten harmonisiert den Organismus.

Die Reizung von Akupunkturpunkten stellt ebenfalls eine der ältesten Heilmethoden dar. Dabei gebührt den Chinesen das Verdienst, vor einigen tausend Jahren entdeckt zu haben, dass über gewisse Punkte an der Körperoberfläche Störungen im Körperinneren gelindert oder beseitigt werden können. Es gibt verschiedene Möglichkeiten, auf diese Punkte einzuwirken. Das einfachste Verfahren ist die Massage solcher Punkte, die Akupressur. Sie kann bei leichten Beschwerden auch als Selbstmedikation angewandt werden. Werden Nadeln in diese Punkte gesetzt, so bezeichnet man dieses als Akupunktur. Sie sollte nur durch einen Therapeuten erfolgen. Akupunkturpunkte können auch durch andere Methoden, zum Beispiel durch Wärme, Ultraschall oder Laserstrahlen, gereizt werden. Die Akupunktur ist eine ganzheitliche Behandlungsmethode, bei der nicht nur die Symptome behandelt werden, sondern auch die inneren und äußeren Ursachen, welche die Gesundheit aus dem Gleichgewicht gebracht haben.

Akupunktur reguliert den gestörten Energiefluss

Vorteil für die Schwangerschaft: Akupunktur ermöglicht eine Linderung oder Beseitigung der Beschwerden ohne Einnahme von Medikamenten. Sie reguliert den gestörten Energiefluss und kann in der Schwangerschaft hilfreich bei Kopfschmerzen, Migräne, Rückenschmerzen und Ischias eingesetzt werden.

7.3 Anthroposophische Medizin für Körper, Geist und Seele

Rudolf Steiner (1861–1925) begründete Anfang der zwanziger Jahre des 20. Jahrhunderts in enger Zusammenarbeit mit der holländischen Ärztin Ita Wegmann die Anthroposophie (anthropo = griech. Mensch; sophie = griech. Wissenschaft) sowie die Waldorf-Pädagogik. Mit ihren therapeutischen Vorstellungen wollten sie keine Gegensätzlichkeit zur konventionellen Medizin schaffen, sondern die naturwissenschaftlichen Methoden der konventionellen Medizin durch eine geisteswissenschaftliche Sicht des Menschen ergänzen, in der die Einheit von Körper, Geist und Seele eine zentrale Rolle spielt.

Gemäß der anthroposophischen Auffassung dient der Leib dem individuellen Geistkern (Ich). Die Seele vermittelt in der polaren Beziehung von Körper und Geist. Der Leib ist insgesamt viergliedrig gestaltet. Dabei bildet der Stoffleib die materielle

WEITERE THERAPIEMETHODEN

Grundlage, der Lebens- oder Ätherleib die Lebensorganisation (z.B. Wachstum, Regeneration, Denken), der Seelen- oder Astralleib ist Träger der unbewussten Empfindungsfähigkeit, und der Ich-Leib ist jener leibliche Anteil, durch den sich die geistige Individualität bis in die stoffliche Natur des Leibes mitteilt. Diese vier „Leibesglieder" korrespondieren mit den Elementen Erde, Wasser, Luft und Feuer. Sie werden zudem von einer funktionalen Dreigliederung (Sinnes-Nerven-System, rhythmisches System, Stoffwechsel-Bewegungssystem) durchdrungen.

Gesundheit besteht, wenn sich die Gesamtgliederung des Menschen im individuell richtigen Gleichgewicht befindet. Krankheit entsteht, wenn sie in ihrer Balance gestört wird. Also bedeutet Therapie im anthroposophischen Sinn, den sich im Ungleichgewicht befindlichen Organismus wieder ins Lot zu bringen. Hierzu werden die Selbstheilungskräfte gefördert, mit Unterstützung mineralischer, pflanzlicher und tierischer Substanzen, aus denen durch pharmazeutische Prozesse (z.B. homöopathisches Potenzieren) Arzneimittel hergestellt werden.

Die Therapie wird ergänzt durch äußere Anwendungen (Pflegetherapie), Heileurythmie (spezielle Bewegungskunst), künstlerische Therapie sowie weitere naturheilkundliche Methoden (z.B. anthroposophische Ernährung, Physiotherapie), die zum Teil der anthroposophischen Lehre angepasst werden. Vorteil für die Schwangerschaft: Die Selbstheilungskräfte werden auf schonende Art unterstützt und gefördert.

Altersgruppe	Normaldosierung
0–1 Jahre	3 x 3 Globuli/Tag
1–6 Jahre	3 x 5 Globuli/Tag
ab 7 Jahre	3 x 8–10 Globuli/Tag
ab 8 Jahre	Erwachsenendosis

Tab. 3: Dosierungsrichtlinien für Anthroposophische Arzneimittel

WEITERE THERAPIEMETHODEN

Die anthroposophischen, homöopathischen Globuli heißen Globuli velati und sind Kügelchen aus Rohrzucker, auf die eine Arzneilösung appliziert wurde. Die Globuli sollten möglichst nüchtern, mindestens zehn Minuten vor einer Mahlzeit eingenommen werden. Man lässt sie auf der Zunge zergehen. Für Kinder gelten als Richtlinien die in Tabelle 3 angegebenen Dosierungen.

7.4 Spagyrik – auf den Spuren der Alchemie

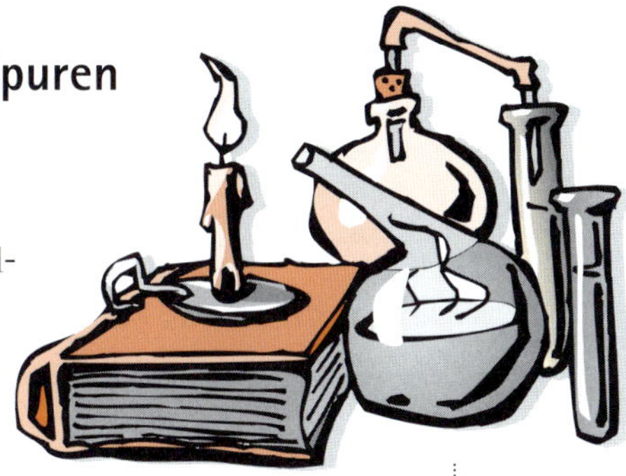

Die Spagyrik hat sich aus einem heilkundlich orientierten Zweig der Alchemie heraus entwickelt, zu deren bedeutendsten Vertretern der deutsche Arzt, Naturforscher und Alchemist Theophrastus Bombastus von Hohenheim (1493–1541), genannt Paracelsus, zählte. Das Wort Spagyrik stammt aus dem Griechischen und setzt sich zusammen aus spao = trennen und agairo = verbinden. Es bezieht sich auf die besondere Herstellung der Arzneimittel. Hierbei werden Heilpflanzen, Metalle und Mineralien zunächst nach den Prinzipien „Körper, Geist, Seele" getrennt, danach gereinigt und dann wieder zusammengefügt. Die Wirkung der Spagyrika zielt demgemäß auf die Einheit von Körper, Geist und Seele ab.

Abb. 12: Alchemistische Therapieansätze führten zur Entwicklung der modernen Spagyrik.

Eine weitere Besonderheit ist der Anbau der Heilpflanzen. Er erfolgt in gepflegtem Wildwuchs ohne Anwendung von Maschinen und Chemikalien wie Düngemittel oder Pestizide.

WEITERE THERAPIEMETHODEN

Vorteil für die Schwangerschaft: Da bei Schwangerschaftsbeschwerden oft auch die Psyche mit einbezogen ist, erweist sich die ganzheitlich ausgleichende Wirkung der Spagyrika auf Körper, Geist und Seele oft als hilfreich. Für Kinder gelten als Richtlinie die in Tabelle 4 angegebenen Dosierungen. Zur Einnahme sollten keine Metalllöffel benutzt werden, da das Metall der Löffel die Wirkung der Arzneimittel verändern kann.

Altersgruppe	Normaldosierung
0–1 Jahre	3–4 x 1 Globuli/Tag oder 3 x 1 Tropfen/Tag
1–2 Jahre	3–4 x 2 Globuli/Tag oder 3 x 2 Tropfen/Tag
2–3 Jahre	3–4 x 2 Globuli/Tag oder 3 x 3 Tropfen/Tag

Tab. 4: Dosierungsrichtlinien für spagyrische Arzneimittel

7.5 Fußreflexzonentherapie – hier wird Druck ausgeübt

Die Fußreflexzonentherapie basiert auf jahrtausendealtem Volkswissen und hat sich mittlerweile zu einer differenzierten Regulationstherapie weiterentwickelt. Bestimmte Zonen im Fuß haben reflektorische Verbindung zu den Organen, Muskeln, Nerven und Geweben. Mit gezielten Massagegriffen im Gewebe dieser Zonen können entsprechende Regenerationskräfte mobilisiert werden. Es empfiehlt sich für Schwangere, die Fußreflexzonentherapie von einer entsprechend ausgebildeten Hebamme durchführen zu lassen. Vorteil für die Schwangerschaft: Gute Erfolge werden meist erzielt bei Rückenschmerzen, Übelkeit, Kopfschmerzen, Schlafstörungen, Depressionen, Blasenentzündungen, bei Stillproblemen und zur Wehenregulierung während der Geburt sowie bei Blähungskoliken des Neugeborenen.

8 Schwangerschaft – Atemwegsinfekte schnell kurieren

Während der Schwangerschaft können die körperlichen Veränderungen einige Beschwerden mit sich bringen. Es kann auch zu ernsthaften Störungen kommen wie beispielsweise Schwangerschaftsdiabetes oder Schwangerschaftshochdruck, die ärztliche Behandlung erfordern. Solche Störungen werden bei den Vorsorgeuntersuchungen festgestellt oder kündigen sich durch ausgeprägte Symptome an. Bei starken Beschwerden ist daher stets der Arzt oder die Hebamme aufzusuchen (siehe auch Kap. 4.2).

Zu den typischen leichteren Beschwerden dagegen zählen beispielsweise Übelkeit, Erbrechen, Sodbrennen, Verdauungsbeschwerden und Schlafstörungen. Während der Schwangerschaft ist die werdende Mutter auch nicht vor anderen Erkrankungen wie zum Beispiel Erkältungskrankheiten gefeit.

Auch banale Infekte nicht auf die leichte Schulter nehmen

Meist verlaufen solche Gesundheitsstörungen harmlos. Sind die Beschwerden jedoch sehr heftig, so kann sich das auf die Schwangerschaft auswirken. Insofern empfiehlt es sich, auch „banale" Gesundheitsstörungen möglichst zügig auszukurieren. Mit naturheilkundlichen Methoden lässt sich das auf schonende Art erreichen. In diesem und in den folgenden Kapiteln werden zahlreiche Beispiele für entsprechende Behandlungsmöglichkeiten gegeben.

SCHWANGERSCHAFT – ATEMWEGSINFEKTE

8.1 Bronchitis – ein Hustenreiz kommt selten allein

Ein beständiger Hustenreiz zeigt meist eine beginnende Bronchitis an. Verursacht wird sie durch allergische, infektiöse oder auch toxische Reize. In leichteren Fällen steht einer Selbstbehandlung nichts im Wege. Wenn jedoch Fieber und Atembeschwerden auftreten und das Zwerchfell beim Hustenanfall nach unten drückt, sollte ärztlicher Rat eingeholt werden. Das Problem für die Schwangerschaft: Fieber und auch starke Hustenanfälle können vorzeitige Wehen und somit eine Frühgeburt auslösen.

☞ **Das können Sie tun!**

● **Hausmittel:** Oberstes Gebot ist Ruhe! Wenn möglich, bleiben Sie einen Tag im Bett. Trinken Sie viel. Am besten sind Tees oder Wasser (Tafel- oder Mineralwasser). Bohnenkaffee ist zu meiden, denn er entzieht dem Körper Flüssigkeit. Hilfreich ist geraspelter Rettich. Geben Sie auf 200 Gramm Rettich ca. 50 Gramm Zucker. Von dem Sirup, der sich bildet, sind über den Tag verteilt etwa fünf Esslöffel zu nehmen. Der Sirup wirkt antibakteriell und schleimlösend.

● **Antihomotoxische Therapie:** Bronchialis-Heel-Tabletten (entzündungslindernd, fiebersenkend, entkrampfend)

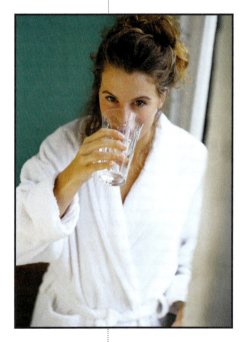

Abb. 13:
Bei Bronchitis gilt: viel trinken!

● **Andere naturheilkundliche Therapien:** Phytotherapie: Zu gleichen Teilen Huflattich, Thymian und Spitzwegerich mischen. Drei Teelöffel mit ca. 1/2 Liter kochendem Wasser übergießen. Sieben Minuten ziehen lassen und über den Tag verteilt trinken; Homöopathie: Drosera D12 (Krampfhusten), Ipecacuanha D12 (Husten mit Erbrechen), Aconit D12 (trockener Husten), Belladonna D12 (feuchter Husten) – jeweils 3 x 5 Globuli täglich.

8.2 Wenn der Hals wehtut

Halsschmerzen sind oft das erste Warnsignal einer beginnenden Erkältung oder eines grippalen Infektes. Falls sich die Beschwerden mit einem Hausmittel oder naturheilkundlichen Präparaten nicht innerhalb von zwei Tagen bessern, sollte ein Arzt aufgesucht werden, um auszuschließen, dass es sich um eine Streptokokkeninfektion handelt, die zu gesundheitlichen Problemen führen kann. Der Besuch beim Arzt ist auch erforderlich, wenn Halsschmerzen lange anhalten oder häufig wiederkehren, es zu Ausschlag oder hohem Fieber kommt, das Atmen und Schlucken Schwierigkeiten bereitet oder Blut im Speichel oder Schleim zu sehen ist. Das Problem für die Schwangerschaft: Fieberhafte Halserkrankungen können im Extremfall Wehen auslösen. Dadurch kann es zu einer Frühgeburt kommen.

> Halsschmerzen sind oft das erste Signal eines grippalen Infektes

☞ **Das können Sie tun!**

● **Hausmittel:** In 1/2 Liter Wasser lösen Sie einen Teelöffel Kochsalz auf. Davon stündlich etwas zum Gurgeln nehmen, das lindert die Halsschmerzen. Trinken Sie viel. Am sinnvollsten ist Wasser oder Tee (Früchte- oder Kräutertee). Milch ist ungünstig, da sie schleimfördernd wirkt. Fruchtsäfte „brennen" oft im Hals und Kaffee entzieht dem Körper Flüssigkeit.

SCHWANGERSCHAFT - ATEMWEGSINFEKTE

- **Antihomotoxische Therapie:** Phosphor-Homaccord-Tropfen (entzündungslindernd, schmerzlindernd, entgiftend)
- **Andere naturheilkundliche Therapien:** Anthroposophische Therapie: Echinacea-comp.-Essenz (stärkt die Schleimhäute und ihre Funktionen); Spagyrik: Azinat-Tropfen, Renalin-Tropfen, Lymphatik-Tropfen; diese drei Mittel zusammen in warmem Wasser oder Tee einnehmen (entzündungslindernd, abschwellend, nieren- und lymphsystemanregend)

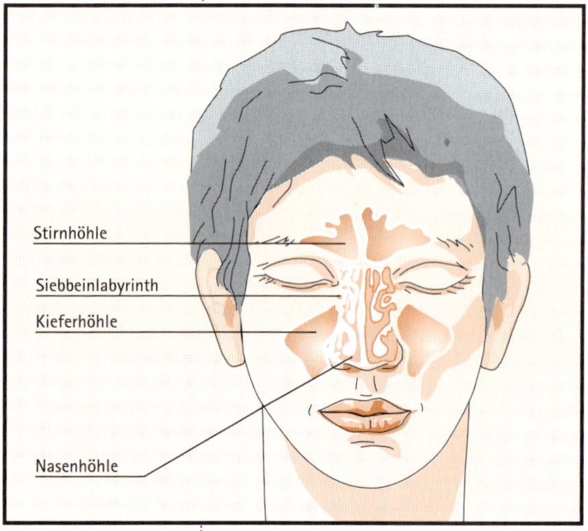

Abb. 14:
Die Nase und ihre Nebenhöhlen sind mit Schleimhaut ausgekleidet. In der Schwangerschaft schwillt diese hormonell bedingt leicht an.

8.3 Verstopfte Nase – hormonell bedingt

Nach alter Volksweisheit dauert ein Schnupfen mit Behandlung sieben Tage und ohne Behandlung eine Woche. Der Verlauf eines virusbedingten Schnupfens ist weder durch Nasensprays noch Schnupfendragees abzukürzen. Die Symptome jedoch können etwas gelindert werden. Zeigt sich aber nach einer Woche keine Besserung, kann es sein, dass eine Ausbreitung der Bakterien auf die Nasennebenhöhlen stattgefunden hat, was ärztlich abzuklären ist (Kap. 8.4). Probleme für die Schwangerschaft gibt es bei einem einfachen Schnupfen nicht. Eine verstopfte Nase kann in der Schwangerschaft auch eine andere Ursache haben: Hormonelle Prozesse verursachen oftmals ein Anschwellen der Nasenschleimhäute. Mit Ende der Schwangerschaft gibt sich das wieder.

Stirnhöhle
Siebbeinlabyrinth
Kieferhöhle
Nasenhöhle

SCHWANGERSCHAFT – ATEMWEGSINFEKTE

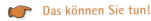 **Das können Sie tun!**

● **Hausmittel:** In der Apotheke gibt es Nasentropfen auf der Basis von Kochsalzlösung. Diese haben eine spülende, befeuchtende Wirkung und können so oft benutzt werden, wie es nötig erscheint. (Die konventionellen, abschwellenden Nasentropfen dagegen schädigen die Nasenschleimhaut. Sie dürfen nur kurzfristig angewendet werden.) Generell gilt auch bei Schnupfen: viel trinken.
● **Antihomotoxische Therapie:** Euphorbium-comp.-Nasentropfen-SN (entzündungslindernd, schleimhautregenerierend, entgiftend)
● **Andere naturheilkundliche Therapien:** Homöopathie: Sinusitis-Hevert-N-Tabletten (abschwellend)

8.4 Entzündung in den Nasennebenhöhlen

Die Nasennebenhöhlen stehen mit der Nase in offener Verbindung. Sind ihre Schleimhäute durch Infektionen geschwollen und entzündet, verursacht das Druck und Schmerzen im Stirn- oder Augenbereich. Ein verschleppter Schnupfen kann sich auf die Nebenhöhlen ausdehnen. Eine Selbstmedikation sollte nicht länger als vier Tage durchgeführt werden. Ist danach keine Besserung festzustellen, ist der Arzt aufzusuchen. Das Problem für die Schwangerschaft: Eine fieberhafte Nasennebenhöhlenentzündung kann zu vorzeitigen Wehen und somit zur Frühgeburt führen.

> Ein verschleppter Schnupfen kann sich auf die Nasennebenhöhlen ausdehnen

Das können Sie tun!

● **Hausmittel:** Auch hier heißt es wieder: viel trinken! Heiße Kräutertees aus Fenchel, Anis oder Salbei fördern die Verringe-

rung der Schleimproduktion. Günstig sind auch Wärmebehandlungen mit Infrarotlicht sowie die Inhalation von Kamillen- oder Eukalyptus-Menthol-Dämpfen.
- **Antihomotoxische Therapie:** Euphorbium-comp.-SN-Tropfen und Euphorbium-comp.-Nasentropfen-SN (entzündungslindernd, schleimhautregenerierend, entgiftend)
- **Andere naturheilkundliche Therapien:** Anthroposophische Therapie: Silicea-comp.-Globuli-velati (Harmonisierung der Stoffwechselprozesse bei Entzündungen der Nebenhöhlen); Homöopthie: Sinusitis-Hevert-N-Tabletten (abschwellend, entzündungslindernd, schleimhautregenerierend)

8.5 Heuschnupfen und Allergien

Allergische Atemwegsbeschwerden wie beispielsweise Heuschnupfen zählen zu den häufigsten Allergieformen. Die Behandlung der konventionellen Medizin besteht meist im Versuch einer Desensibilisierung, um die übersteigerte Reaktion zu verhindern oder abzuschwächen. Leider gelingt das nicht immer, und es bleibt dann die Antihistaminika-, Cromoglicinsäure- oder Kortisontherapie, welche nicht ohne Nebenwirkungen sind. Das Problem für die Schwangerschaft: Ein Allergieschub kann eventuell zu einer fieberhaften Allgemeinreaktion führen und Fieber kann wehenauslösend wirken.

Bei Pollenflug am besten drinnen bleiben

☞ **Das können Sie tun!**

- **Hausmittel:** Reduzieren Sie während der Pollenflugzeiten „Ihrer" Allergene den Aufenthalt im Freien. Halten Sie beim Auto fahren und im Haus die Fenster möglichst geschlossen. Waschen Sie Ihre Haare abends, damit diese nachts pollenfrei sind.

- **Antihomotoxische Therapie:** Luffa-compositum-Heel-Tabletten (abschwellend, entzündungslindernd, entgiftend) oder Engystol-Tabletten (immunsystemstärkend, entzündungslindernd, entgiftend)
- **Andere naturheilkundliche Therapien:** Spagyrik: Azinat-Tropfen, Renalin-Tropfen, Lymphatik-Tropfen, zusammen einnehmen (entzündungslindernd, abschwellend, nieren- und lymphsystemanregend)

8.6 Kältereiz gegen Nasenbluten

Wie alle Schleimhäute sind in der Schwangerschaft auch die der Nase stärker durchblutet und neigen zu leichten Blutungen. Auch ein erhöhter Blutdruck kann Nasenbluten auslösen. Sind die Blutungen heftiger oder treten sie häufig auf, sollte daher der Blutdruck kontrolliert werden.

Nasenbluten – auch mal den Blutdruck prüfen

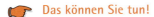 **Das können Sie tun!**

- **Hausmittel:** Nutzen Sie die Wirkung eines Kältereizes, indem Sie einen Eisbeutel (oder etwas anderes Kaltes aus dem Gefrierfach) in den Nacken legen. Der dabei entstehende Reflex bringt die Blutung in den meisten Fällen zum Stehen. Ist nichts Kaltes zur Hand, hilft ein Druck mit dem Zeigefinger auf die blutende Seite der Nase oder eine Tamponade (zur Not aus einem Papiertaschentuch) des Nasenloches. Wichtig ist dabei, sich nicht hinzulegen, sondern den Kopf „hoch" zu tragen. Ist die Blutung nach einer halben Stunde nicht zum Stillstand gekommen, ist ein Arzt aufzusuchen. Denn dann könnten auch andere Ursachen wie ein Vitamin-K-Mangel oder eine Gefäßerkrankung im Spiel sein.

9 Eingeschränkte Beweglichkeit – das Kreuz mit dem Kreuz

Je weiter die Schwangerschaft voranschreitet, desto mehr hat der Körper zu tragen. Das belastet den Bewegungsapparat und kann zu mancherlei Beschwerden führen.

9.1 Rückenschmerzen – ganz locker bleiben

In der Schwangerschaft lockern sich hormonell bedingt wie auch durch das größer werdende Kind Muskeln und Bindegewebe. Die Beckenknochen sind durch Muskeln vorne mit dem Schambein und hinten mit dem Kreuzbein verbunden. Lockern sich diese Muskeln, so verursacht das oftmals ziehende Schmerzen vom Schambein in die Leisten hinein. Die Veränderungen im Beckenbereich können auch die Statik der Wirbelsäule beeinflussen und entsprechende Beschwerden auslösen. Leicht zieht das Gewicht der Gebärmutter die Schwangere ins Hohlkreuz, was oftmals Rückenschmerzen auslöst. Auch eine Lockerung der Schambeinfuge (Symphysenlockerung) kann auftreten, das äußert sich durch Schmerzen beim Gehen und Treppensteigen.

Bei allen Schmerzen sollte zunächst eine Diagnose von der Hebamme oder vom Arzt gestellt werden, um eine vorzeitige Wehentätigkeit auszuschließen. Bei Wirbelsäulenproblemen können Krankengymnastik und Massagen helfen. Das Problem für die Schwangerschaft: Rückenschmerzen sind im Prinzip „nur" lästig; bei einer ausgeprägteren Lockerung der Schambeinfuge ist jedoch eventuell eine Kaiserschnittentbindung erforderlich.

Das Gewicht des Kindes zieht die Schwangere leicht ins Hohlkreuz

DAS KREUZ MIT DEM KREUZ

☞ Das können Sie tun!

● **Hausmittel:** Sind die Rückenschmerzen auf ein Hohlkreuz zurückzuführen, spannen Sie einfach immer wieder die Gesäßbacken an. Dadurch wird das Becken etwas aufgerichtet. Oder stellen Sie sich an eine Wand und schmiegen den Rücken daran. Wichtig sind immer wieder Ruhepausen, in denen die Beine hochgelegt werden. Sind die Verspannungen mehr im Brust- oder Halswirbelbereich lokalisiert, hilft ein heißes Kirschkern- oder auch ein Heublumensäckchen. Beide erhalten Sie in der Apotheke. Natürlich tut es auch die gute alte Wärmflasche.
● **Antihomotoxische Therapie:** Spascupreel-Tabletten (schmerzlindernd, muskulaturentspannend). Nicht mehr als 3 Tabletten täglich einnehmen.
● **Andere naturheilkundliche Therapien:** Spagyrik: Phönix-Vital-Massage-Öl (entspannend, schmerzlindernd)

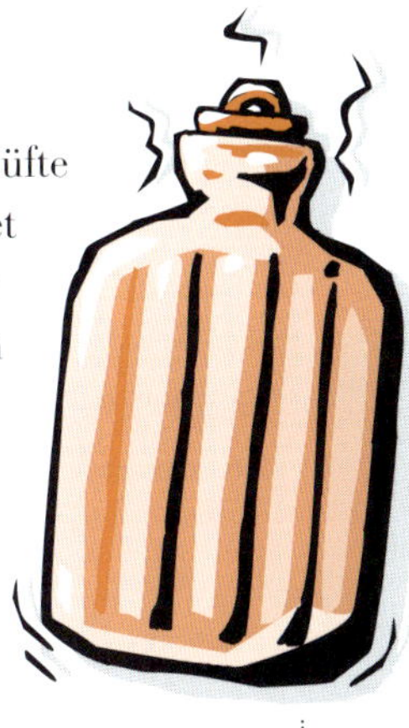

Abb. 15:
Altbewährt bei
Rückenschmerzen: die
Wärmflasche

9.2 Ischias – das Kind hat den Nerv getroffen

Ein Schmerz, der durch das Kreuzbein über die Hüfte in die Rückseite des Oberschenkels verläuft, deutet darauf hin, dass sich das Kind auf den Ischiasnerv gelegt hat. Da Anwendungen wie Fangopackungen und Stangerbäder in der Schwangerschaft nicht angwandt werden dürfen, sind die Ischiasbeschwerden schwierig zu behandeln, und es kann nur versucht werden, den Schmerz weitestgehend zu lindern. Konkrete Probleme für die Schwangerschaft gibt es im Prinzip nicht, jedoch sind Verkrampfungen oder Nebenwirkungen konventionell-medizinischer Ischias-Präparate (falls die Einnahme erforderlich ist) nicht gerade vorteilhaft.

☞ Das können Sie tun!

- **Hausmittel:** Bei Ischiasbeschwerden ist zunächst der Rat von Arzt oder Hebamme einzuholen. Als Hausmittel gilt: warmhalten, schonen und entspannen.
- **Antihomotoxische Therapie:** Colocynthis-Homaccord-Tropfen (entkrampfend, entzündungslindernd) oder Traumeel-S-Tabletten (entzündungslindernd, regenerierend)
- **Andere naturheilkundliche Therapien:** Phytotherapie: Rosathron-Rheumasalbe (durchblutungsfördernd, schmerzlindernd, regenerierend); Fußreflexzonentherapie und Akupunktur: Diese Methoden können bei Rücken- und Ischiasbeschwerden ebenfalls helfen.

> Hausmittel bei Ischias: warmhalten, schonen und entspannen

9.3 Kribbelnder Daumen – das Karpaltunnelsyndrom

Der Karpaltunnel verläuft über das Handgelenk zur Handfläche und enthält neben Sehnen auch den Armnerv Nervus medianus. In der Schwangerschaft kann durch verstärkte Wassereinlagerung der Karpaltunnel mitsamt dem Nerv komprimiert werden. Sichere Anzeichen sind Kribbeln und Sensibilitätsverlust, hauptsächlich im Daumen, Zeige- und Mittelfinger. Solche Beschwerden sollten ärztlich abgeklärt werden.

10 Herz und Kreislauf – alles im Lot?

Durch die körperlichen Umstellungen während der Schwangerschaft kann der Kreislauf etwas aus dem Gleichgewicht geraten. Entsprechende Anwendungen zielen darauf ab, alles wieder ins Lot zu bringen.

10.1 Erhöhter Blutdruck – einfach ruhig Blut bewahren

Wenn Kopfdruck, Schwindel, Herzklopfen oder Flimmern vor den Augen auftreten, ist das meist ein Zeichen für einen erhöhten Blutdruck. In solchen Fällen ist umgehend der Arzt oder die Hebamme aufzusuchen. Der Blutdruck muss kontrolliert, abgeklärt und eventuell behandelt werden. Das Problem für die Schwangerschaft: Der hohe Druck in den Gefäßen kann eine Minderdurchblutung der Plazenta und somit eine verminderte Sauerstoffversorgung des Kindes bewirken. Ist der Blutdruck nur geringfügig erhöht und ohne weitere Symptome, so ist eine konventionell-medizinische Behandlung meist nicht erforderlich. Dann können Haus- und naturheilkundliche Mittel angewandt werden, um ihn wieder in den Normbereich zurückzuführen.

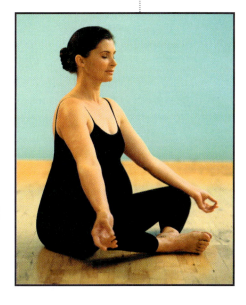

Abb. 16: Entspannung, zum Beispiel durch Meditation, wirkt harmonisierend bei hohem Blutdruck.

HERZ UND KREISLAUF – ALLES IM LOT?

☞ **Das können Sie tun!**

● **Hausmittel:** Oberstes Gebot ist Stressabbau und Entspannung. Lavendelöl (Aromalampe) wirkt beruhigend. Auch Knoblauch kann zur Normalisierung beitragen, ebenso Roggen (Roggenschrotbrei mit Joghurt und Obst oder Roggenbrot).
● **Antihomotoxische Therapie:** Melilotus-Homaccord-N-Tropfen (ausgleichend bei Blutdruckstörungen)
● **Andere naturheilkundliche Therapien:** Phytotherapie: Je einen gehäuften Esslöffel Weißdorn, Passionsblume und Mistelblätter mischen und mit 3/4 Liter Wasser übergießen, sechs Minuten ziehen lassen und den Tee über den Tag verteilt trinken (wirkt blutdruckharmonisierend); Fußreflexzonentherapie und Akupunktur: Diese Methoden können bei Herz-Kreislauf-Problemen ebenfalls helfen.

Aromalampe mit Lavendelduft – das entspannt

10.2 Niedriger Blutdruck – das Blut „versackt"

Durch die in der Schwangerschaft auftretende Weitstellung der Gefäße (hormonell bedingte allgemeine Gewebeauflockerung) kann das Blut auch „versacken", was dazu führt, dass der Blutdruck abfällt. Die Schwangere fühlt sich matt und müde, es können auch Schwindelanfälle auftreten. Das ist unangenehm, bis zu einem gewissen Maß aber nicht gefährlich. Das Problem für die Schwangerschaft: Fällt der Blutdruck zu sehr ab, kann es zu einer Minderdurchblutung der Plazenta kommen.

☞ **Das können Sie tun!**

● **Hausmittel:** Etwas Bewegung ist jetzt angesagt! Gymnastik, Rad fahren und Schwimmen regen den Kreislauf an. Wichtig ist, genug zu trinken – mindestens zwei Liter am Tag. Auch eine Tasse heiße Brühe trägt zur Stabilisierung bei. Ebenso kann sich Gerste positiv auswirken (abends mahlen, über Nacht quellen lassen, morgens mit Obst essen). Nicht vergessen: kreislaufstärkende Wechselduschen.

● **Andere naturheilkundliche Therapien:** Phytotherapie: Eine stimulierende Wirkung auf Herz und Kreislauf hat Rosmarin. Es gibt Rosmarintee sowie gebrauchsfertige Bäder und Öle. Fußreflexzonentherapie und Akupunktur: Mit diesen Methoden kann ebenfalls der Blutdruck aktiviert werden.

10.3 Krampfadern – am besten vorbeugen

Die schwangerschaftsbedingte Auflockerung des Bindegewebes wirkt sich auch auf die Venen aus. Sie sind weitergestellt, der Blutrückstrom ist behindert, und es können sich Aussackungen bilden – Krampfadern. Das Problem für die Schwangerschaft: Wenn sich der Zustand verschlechtert, kann eine Venenentzündung oder Thrombose entstehen. Das muss umgehend ärztlich behandelt werden.

☞ **Das können Sie tun!**

● **Hausmittel:** Günstig zur Vorbeugung von Krampfadern sind Schwimmen, Rad fahren und Fußgymnastik. Legen Sie so oft es geht die Beine hoch, um den Rückfluss zu erleichtern. Denken Sie auch an kalte Güsse und an leichte Massagen der Waden von unten nach oben. Ziehen Sie rechtzeitig Stützstrümpfe an.

Rechtzeitig die Stützstrümpfe anziehen, das beugt Krampfadern vor

HERZ UND KREISLAUF – ALLES IM LOT?

● **Antihomotoxische Therapie:** Hamamelis-Homaccord-Tropfen (entgiftend, straffend) und Hamamelis-Salbe-Heel-S (entgiftend, straffend)
● **Andere naturheilkundliche Therapien:** Phytotherapie: Kamillenextrakt für äußerliche und innerliche Anwendung (gefäßstabilisierend, entzündungslindernd, schmerzlindernd)

10.4 Wadenkrämpfe – oft besteht Magnesiummangel

Wadenkrämpfe sind ein typisches Problem in der Schwangerschaft. Fast immer liegt ein Magnesiummangel vor. Der Bedarf liegt in dieser Zeit um etwa 50 Prozent höher. Wird er nicht gedeckt, kommt es durch Störungen im Stoffwechselgeschehen (Sauerstoffmangel) zu den schmerzhaften Krämpfen. Das Problem für die Schwangerschaft: Ausgeprägter Magnesiummangel kann zur vorzeitigen Wehentätigkeit führen.

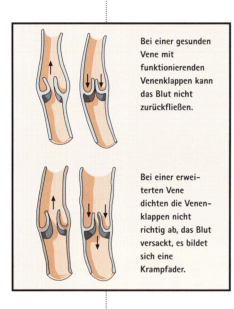

Bei einer gesunden Vene mit funktionierenden Venenklappen kann das Blut nicht zurückfließen.

Bei einer erweiterten Vene dichten die Venenklappen nicht richtig ab, das Blut versackt, es bildet sich eine Krampfader.

Abb. 17:
In der Schwangerschaft neigen die Venen hormonbedingt zur Erweiterung, das kann Krampfadern zur Folge haben.

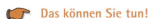 **Das können Sie tun!**

● **Hausmittel:** Vorbeugung ist möglich durch magnesiumreiche Ernährung (z.B. Vollkorn, Bananen, Kartoffeln, Hülsenfrüchte, Mais, ungeschälter Reis, Nüsse, Mandeln). Vitamine des B-Komplexes ermöglichen eine optimale Aufnahme des Magnesiums über den Darm. Bewegung und (Sonnen-)Licht, zum Beispiel Spaziergänge, wirken sich ebenfalls günstig aus. Sind alle vorbeugenden Maßnahmen nicht ausreichend, ist eine Zufuhr von Magnesiumtabletten notwendig. Ist es zu einem Krampf gekommen, lässt sich dieser meist durch Aufstehen und Umhergehen, Bewegung und Streckung oder durch Massage (sofern kein Gefäßleiden vorliegt) beseitigen. Eine andere Möglichkeit ist, sich mit der ganzen Fußsohle bei durchgestrecktem Bein an das Fußteil des Bettgestelles zu stemmen.

- **Andere naturheilkundliche Therapien:** Homöopathie: Bei Wadenkrämpfen haben sich Magnesium phosphoricum und Cuprum aceticum bewährt. Diese homöopathischen Einzelmittel sollten jedoch von einer homöopathisch ausgebildeten Hebamme oder einem homöopathischen Therapeuten in einer für die Schwangere individuellen Potenz verordnet werden.

10.5 Hämorrhoiden – sie bilden sich meist wieder zurück

Mit der Erweiterung der Gefäße können sich auch Hämorrhoiden bilden. Das sind erweiterte Venen im Enddarm, aus denen das Blut nicht mehr ausreichend zurückfließt. Begünstigt werden sie durch Verstopfung (Pressen bei der Stuhlentleerung) und bei einer generellen Veranlagung zur Gefäßschwäche. Typische Symptome sind heftiges Brennen und Jucken, Blutungen oder auch Schmerzen. Zum Trost sei gesagt: Sind die Hämorrhoiden während der Schwangerschaft entstanden, bilden sie sich zum größten Teil im Wochenbett zurück. Direkte Probleme für die Schwangerschaft gibt es durch Hämorrhoiden nicht, jedoch kann es bei starken Beschwerden zu Stuhlverhaltungen kommen, was der Schwangerschaft nicht förderlich ist.

Hämorrhoiden sind im Wochenbett meist schon vergessen

HERZ UND KREISLAUF - ALLES IM LOT?

 Das können Sie tun!

- **Hausmittel:** Die Vorbeugung besteht in der Beachtung einer geregelten Verdauung, im Vermeiden von langem Sitzen (Gehen oder Beine hochlegen ist besser) sowie im häufigen Anspannen der Gesäßmuskulatur (fördert den Rückfluss des venösen Blutes). Wichtig ist es, viel zu trinken! Sind äußere Hämorrhoiden entstanden, können Quarkkompressen Linderung verschaffen. Hierzu etwas Quark auf eine Mullkompresse streichen, auflegen und einwirken lassen, bis der Quark trocken wird. Zum Reinigen eignen sich Feuchtreinigungstücher für Babys.
- **Antihomotoxische Therapie:** Hamamelis-Salbe-Heel oder Traumeel-Salbe (bei äußeren Hämorrhoiden), Hamamelis-Homaccord-Tropfen (bei inneren Hämorrhoiden; entgiftend, stabilisierende Wirkung auf das venöse System)
- **Andere naturheilkundliche Therapien:** Anthroposophische Therapie: Quercus-comp.-Salbe (bei äußeren Hämorrhoiden, stabilisierende Wirkung auf das venöse System) oder Quercus-comp.-Hämorrhoidalzäpfchen (bei inneren Hämorrhoiden, gefäßstabilisierend); Phytotherapie: Eichenblätter (adstringierend, keimhemmend), als Extrakt in der Apotheke erhältlich und als Sitzbad anzuwenden; Homöopathie: Hamamelissalbe Fides S oder Fides-Haemotrop-S-Tropfen (schmerzlindernd, gefäßstabilisierend)

Linderung durch Sitzbäder mit Eichenblätterextrakten

10.6 Vena-Cava-Syndrom – schnell auf die linke Seite drehen

Mit zunehmender Vergrößerung der Gebärmutter kann es bei schwangeren Frauen in Rückenlage zum Vena-Cava-Kompressionssyndrom kommen. Das bedeutet, dass die Gebärmutter mit

HERZ UND KREISLAUF – ALLES IM LOT?

ihrem Gewicht die untere Hohlvene (vena cava inferior) abdrückt. Das Problem für die Schwangerschaft: Durch die Reduzierung des venösen Blutrückstromes entsteht eine Minderdurchblutung der Plazenta und somit ein Sauerstoffdefizit für das Kind. Die Symptome bei der Schwangeren: Blässe, Übelkeit, Schweißbildung, Atemnot. Erstmaßnahme: Sofort auf die linke Seite drehen, Mutter und Kind erholen sich meist umgehend. Zum Abklären dann eine Hebamme oder einen Arzt aufsuchen. Vorbeugung: In der Spätschwangerschaft möglichst die Rückenlage vermeiden.

In der Spätschwangerschaft die Rückenlage meiden

11 Wenn die Schwangerschaft auf den Magen schlägt

Übelkeit, Verstopfung oder Sodbrennen sind typische Schwangerschaftsbeschwerden. Das kommt daher, dass die körperlichen und hormonellen Veränderungen auch Auswirkungen auf den Magen-Darm-Trakt haben. Diese Beschwerden sind meist vorübergehend und lassen sich mit naturheilkundlichen Methoden wirkungsvoll behandeln.

11.1 Übelkeit – oft ist die Geruchswahrnehmung schuld

Ab dem vierten Schwangerschaftsmonat lassen die Übelkeitsattacken nach

Fast jede zweite schwangere Frau leidet im ersten Drittel der Schwangerschaft unter einer leichten Form von Übelkeit. Diese äußert sich häufig morgens beim Aufwachen oder kommt bei bestimmten Gerüchen auf. Als Ursache werden hormonelle oder psychische Einflüsse vermutet oder eine etwas veränderte Geruchswahrnehmung, wie sie in der Schwangerschaft typisch ist. Ist die Übelkeit nur leicht, reichen zur Behandlung Hausmittel aus. Ab dem vierten Schwangerschaftsmonat lassen die Übelkeitsattacken meist von allein nach.

☞ **Das können Sie tun!**

● **Hausmittel:** Tritt die Übelkeit morgens auf, so hilft es, vor dem Aufstehen etwas Tee zu trinken. Kamillen-, Fenchel-, Anis- und Kümmeltee beruhigen den Magen-Darm-Trakt. Dazu etwas Zwieback, Kekse oder Nüsse essen. Es ist sinnvoll, häufig kleine

Mahlzeiten zu sich zu nehmen, damit der Magen nie ganz leer ist. Auch ätherische Öle können helfen. Da Schwangere sehr geruchssensibel sind, kann mit Düften, die ihnen angenehm sind, eine positive Wirkung auf das Allgemeinbefinden erzielt werden. Neroli, Bergamotte, Zitrone, Anis und Melisse kommen beispielsweise in Frage. Am besten ist, wenn die Schwangere das für sie passende Öl selbst „erschnüffelt".

Vor dem Aufstehen etwas Zwieback essen

11.2 Erbrechen – den Säure-Basen-Haushalt ausgleichen

Bei etwa dreißig Prozent der Schwangeren kommt es zu morgendlichem Erbrechen. Tritt dieses nur einmalig am Morgen auf, sollte versucht werden, mit Hausmitteln auszukommen. Nimmt jedoch die Frequenz des Erbrechens zu, so hat dieses zur Folge, dass es zu Gewichtsabnahme, Flüssigkeitsverlust, Elektrolytverlust und zu einer Verschiebung des Säure-Basen-Haushaltes kommt. Das Problem für die Schwangerschaft: Wird dieser Zustand nicht behoben, verschlechtert sich das Allgemeinbefinden der Schwangeren und dem Kind droht ein Ernährungs- und Sauerstoffmangel.

Bei übermäßigem Erbrechen sollte auch die psychische Konstitution der Schwangeren beleuchtet werden. Häufig ist eine konfliktbeladene Einstellung zur Schwangerschaft die Ursache für das Erbrechen (Tab. 5). Solche Probleme sollten erkannt und wenn möglich behoben oder gemildert werden, eventuell mit psychotherapeutischer Hilfe. Ist der Allgemeinzustand sehr schlecht und das Kind gefährdet, so ist ein Klinikaufenthalt unumgänglich.

WENN DIE SCHWANGERSCHAFT AUF DEN MAGEN SCHLÄGT

☞ **Das können Sie tun!**

● **Hausmittel:** Der Säure-Basen-Haushalt sollte ausgeglichen werden, um Stoffwechselstörungen zu verhindern. Dafür eignet sich beispielsweise Alkala-N-Pulver zum Einnehmen. (Nicht anwenden bei bestehenden Nierenerkrankungen). In der Schwangerschaft ist der Bedarf an Vitamin B_6 deutlich erhöht. Ein Mangel kann Übelkeit und Erbrechen auslösen. Daher bei der Ernährung darauf achten, den Vitamin-B-Komplex aufzunehmen.

● **Antihomotoxische Therapie:** Nux-vomica-Homaccord-Tropfen (wirken ausgleichend bei Funktionsstörungen im Magen-Darm- und Leberbereich) oder Vomitusheel-Tropfen oder -Zäpfchen (wirken bei Übelkeit und Erbrechen verschiedener Ursachen), ergänzend zu beiden Mitteln: Ypsiloheel-Tabletten (wirken allgemein ausgleichend)

● **Andere naturheilkundliche Therapien:** Anthroposophische Therapie: Gentiana-comp.-Globuli-velati (wirken harmonisierend auf den Verdauungstrakt bei Übelkeit, Erbrechen und Blähungen); Fußreflexzonentherapie: Die beruhigenden Ausgleichsgriffe der Fußreflexzonentherapie bringen oft spontane Erleichterung.

Tab. 5:
Typische Konflikte, die Schwangerschaftsbeschwerden wie übermäßiges Erbrechen auslösen können.

- ◆ Ängste vor der bevorstehenden Mutterschaft
- ◆ eine gestörte Partnerschaft
- ◆ eine gestörte Eltern-Tochter-Beziehung
- ◆ Süchte
- ◆ negative Schwangerschaftserlebnisse
- ◆ berufliche Konflikte

11.3 Sodbrennen – das gibt sich wieder

Der Magen hat einen Ringmuskel, der ihn zur Speiseröhre hin verschließt. Die Schwangerschaftshormone können diesen Muskel etwas erschlaffen lassen. Dadurch gelangt Magensäure in die Speiseröhre. Der Druck der Gebärmutter gegen den Magen begünstigt zusätzlich das Aufsteigen der Magensäure. Normalerweise verschwinden diese Beschwerden nach der Schwangerschaft wieder.

☞ **Das können Sie tun!**

● **Hausmittel:** Scharf gewürzte Speisen, Kaffee, Zigaretten schwarzer Tee, Früchtetee und Schokolade sind zu meiden. Mehrmals am Tag kleine Mahlzeiten einnehmen. Essen Sie Nüsse, trockene Haferflocken oder trinken Sie Kartoffelsaft (Reformhaus) zu den Mahlzeiten. Das mildert das unangenehme Sodbrennen.
● **Antihomotoxische Therapie:** Spascupreel-Tabletten (wirken ausgleichend auf die Muskulatur)
● **Andere naturheilkundliche Therapien:** Anthroposophische Therapie: Bolus-alba-comp.-N-Pulver (wirkt harmonisierend auf den Magen-Darm-Trakt); Homöopathie: Hevert-Mag-800-Kautabletten (neutralisieren überschüssige Magensäure)

> Der Druck der Gebärmutter begünstigt das Aufsteigen von Magensäure

11.4 Verstopfung – ganz viel trinken!

Die Peristaltik des Darms, besonders des Dickdarms, ist in der Schwangerschaft durch Hormone herabgesetzt. Dadurch kommt es häufig zu Verstopfungen und Blähungen. Eisenpräparate, falsche Ernährungsgewohnheiten und Stress können die Verstopfung noch verstärken. Das Problem für die Schwangerschaft: Ist der Stuhl sehr hart, kann es zu Unterbauchkrämpfen kommen, die im Extremfall in eine Wehentätigkeit übergehen können.

WENN DIE SCHWANGERSCHAFT AUF DEN MAGEN SCHLÄGT

☞ **Das können Sie tun!**

● **Hausmittel:** Viel trinken! Schränken Sie den Verzehr von Ölen ein. Sie bilden im Magen einen Film, der die Verdauung der Kohlenhydrate im Magen und Dünndarm behindert. Das gilt auch für fettreichen Joghurt. Zu empfehlen ist geschroteter Leinsamen, Sauerkrautsaft, Pflaumensaft. Wichtig ist, dass vorsichtig in die jeweilige Anwendung „eingestiegen" wird. Seien Sie zurückhaltend mit Kräutern. Sie haben oft eine durchschlagende Wirkung und alles, was den Darm zu stark in Bewegung setzt, kann wiederum Wehen auslösen.
● **Antihomotoxische Therapie:** Nux-vomica-Homaccord-Tropfen (wirken ausgleichend bei Störungen im Verdauungssystem)
● **Andere naturheilkundliche Therapien:** Spagyrik: Phönix-Phönohepan-Tropfen (tonisieren die Darmmuskulatur); Fußreflexzonentherapie: Hiermit lassen sich ebenfalls gute Erfolge bei Verstopfung erzielen.

Kräuter haben oft eine „durchschlagende" Wirkung

11.5 Bananen gegen Durchfall

Durchfall äußert sich in häufigen, wässrigen Stühlen, eventuell mit kolikartigen Schmerzen. Ursachen können sein: Infektionen (z.B. Salmonellen), nervös bedingte Reize (z.B. Ängste) oder entzündliche Darmerkrankungen. Durchfall ist ein wirkungsvoller Abwehrmechanismus des Körpers. Auf diese Weise werden die belastenden Stoffe aus dem Körper geschleust. Das Problem für die Schwangerschaft: Durch den hohen Flüssigkeitsverlust kann es zum Elektrolytmangel kommen. Da dieses den ganzen Stoffwechsel beeinträchtigt, wird die Schwangerschaft gestört. Bei besonders starken Darmbewegungen können auch Wehen ausgelöst werden.

WENN DIE SCHWANGERSCHAFT AUF DEN MAGEN SCHLÄGT

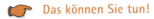 **Das können Sie tun!**

● **Hausmittel:** Trinken Sie viel! Getränke, die Salz und eine kleine Menge Zucker enthalten, helfen dem Körper, den Glukose- und Mineralstoffverlust zu ersetzen. In Apotheken und Drogerien gibt es auch gebrauchsfertige Rehydrierungsgetränke. Essen Sie Bananen, Apfelmus oder Joghurt. Mit diesen Maßnahmen müsste die Sache nach zwei Tagen erledigt sein. Ist das nicht der Fall, muss eine Stuhluntersuchung erfolgen, um die Ursache abzuklären.
● **Antihomotoxische Therapie:** Diarrheel-S-Tabletten (wirken regulierend auf die Verdauungsfunktionen)
● **Andere naturheilkundliche Therapien:** Anthroposophische Therapie: Bolus-alba-comp.-N-Pulver (wirkt harmonisierend auf den Magen-Darm-Trakt)

Der Mineralstoffverlust muss unbedingt ersetzt werden

12 Blasen- und Nierenprobleme – drei Liter trinken am Tag

Zu den in der Schwangerschaft häufig auftretenden Gesundheitsstörungen zählen auch Blasen- und Nierenprobleme. Unter dem Einfluss der Schwangerschaftshormone sind die Harnleiter erweitert, und der Druck der wachsenden Gebärmutter auf die gesamte Blasenregion begünstigt Infektionen. Das Scheidenmilieu hat sich verändert, und Bakterien (vorrangig Kolibakterien) haben es nun leichter, aufzusteigen. Das kann zu einer Blasenentzündung, Nieren- oder Nierenbeckenentzündung führen.

Das Problem für die Schwangerschaft: Der Erreger kann sich über die Blutbahn ausbreiten und sich somit auch auf das Kind auswirken. Bei jeder Vorsorgeuntersuchung findet daher auch eine Urinuntersuchung statt. Dabei wird häufig eine bakterielle Infektion festgestellt, die noch keine Beschwerden verursacht. In diesem Fall kann unter ärztlicher Kontrolle naturheilkundlich behandelt werden. Sollten aber Fieber, Unwohlsein, Schmerzen in der Nierengegend oder auch nur Brennen und Schmerzen beim Wasserlassen auftreten, muss konventionell-medizinisch therapiert werden. Hausmittel und naturheilkundlichen Methoden können jedoch die Therapie unterstützen.

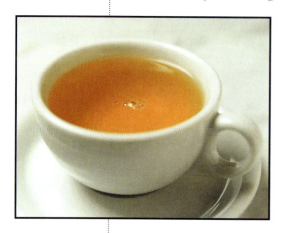

Abb. 18:
Warmer Tee „spült" Nieren und Blase.

BLASEN- UND NIERENPROBLEME

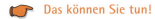 **Das können Sie tun!**

● **Hausmittel:** Vitamin C, morgens und abends je ein Gramm in Wasser eingenommen, stärkt die Abwehr. Schränken Sie den Verzehr von Zucker ein, das entzieht den Bakterien den Nährboden. Um die Blase gut durchzuspülen, sind zwei bis drei Liter Flüssigkeit pro Tag nötig. Und ganz wichtig ist, dass Blase und Nieren warmgehalten werden.
● **Antihomotoxische Therapie:** Reneel-Tabletten (entzündungslindernd, stärken die Nierenfunktionen)
● **Andere naturheilkundliche Therapien:** Phytotherapie: Goldrute, Birkenblätter, Kamillenblüten und Kornblumen zu gleichen Teilen mischen. Drei Esslöffel von der Mischung mit einem 3/4 Liter Wasser überbrühen und zehn Minuten ziehen lassen. Abgießen und über den Tag verteilt trinken (keimhemmende, entzündungslindernde Wirkung, stärkt die Nieren- und Blasenfunktionen). Bei immer wieder auftretenden Harnwegsentzündungen hat sich auch Preiselbeer-Extrakt bewährt; Homöopathie: In Frage kommen Apis, Berberis, Cantharis, Pulsatilla, Solidago, Equisetum oder Sepia. Lassen Sie das für Sie passende Mittel von einer homöopathisch kompetenten Person bestimmen.

> Blase und Nieren immer gut warmhalten

13 Gesundheitsstörungen von Haut und Haar

Die Haut ist ein großes Ausscheidungsorgan. Wenn Leber und Nieren überlastet sind, werden Schadstoffe oft über die Haut ausgeschieden. Solche Prozesse äußern sich beispielsweise in Form von Ekzemen oder Hautausschlägen. In der Schwangerschaft arbeiten Leber und Nieren auf Hochtouren, was teilweise zu Überlastungen führen kann.

13.1 Essigwasser lindert den Juckreiz

Hautausschläge, Ekzeme und Juckreiz sind unangenehm, ein konkretes Problem für die Schwangerschaft gibt es aber nicht.

 Das können Sie tun!

Körperpflege ohne Duft- und Konservierungsstoffe

- **Hausmittel:** Oft helfen bei Juckreiz Abwaschungen mit Essigwasser oder warmes Duschen. Danach eine Pflegecreme, möglichst ohne Duft- und Konservierungsstoffe, auftragen.
- **Antihomotoxische Therapie:** Cardiospermum-Salbe-Cosmochema (entzündungslindernd, juckreizlindernd)
- **Andere naturheilkundliche Therapien:** Homöopathie: Hewekzem-novo-Heilsalbe (entzündungs- und juckreizlindernd)

13.2 Pilze mögen es alkalisch

Pilzinfektionen sind meist auf den Hefepilz Candida zurückzuführen. Normalerweise ist das Milieu der Scheide sauer. In der

GESUNDHEITSSTÖRUNGEN VON HAUT UND HAAR

Schwangerschaft dagegen wird es leicht alkalisch – ein guter Nährboden für Pilze. Eine Infektion verursacht Brennen, Jucken, weißlichen Ausfluss, meist auch häufiges Wasserlassen. Solche Symptome sollten vom Arzt abgeklärt werden. Die konventionell-medizinische Behandlung besteht in der Gabe von Antimykotika. Das Problem für die Schwangerschaft: Steigt die Infektion zur Gebärmutter auf, kann es zur vorzeitigen Wehentätigkeit, zum Blasensprung und zur Frühgeburt kommen.

Joghurt und Teebaumöl als Erstmaßnahme gegen Pilze

 Das können Sie tun!

● **Hausmittel:** Wenn Juckreiz verspürt wird, kann eventuell eine sofortige Zufuhr von Milchsäurebakterien dem Pilz Einhalt gebieten. Hierzu Naturjoghurt auf einen Tampon auftragen und in die Scheide einführen. Milchsäurebakterien gibt es auch gebrauchsfertig (Vagiflor). Auch eine Teebaumöl-Lösung ist manchmal hilfreich (1/4 Liter lauwarmes Wasser mit 10 Tropfen Teebaumöl mischen; damit äußerlich spülen oder einen Tampon damit tränken). Zuckerkonsum ist einzuschränken, weil Zucker ein idealer Nährboden für Pilze ist. Sollten die Beschwerden nicht kurz darauf verschwunden sein, ist der Arzt aufzusuchen.

13.3 Schwangerschaftsstreifen durch Massage vorbeugen

Das Bindegewebe der Schwangeren erfährt durch das Wachstum von Bauch und Brust, zum Teil auch durch die Volumenzunahme an Po und Beinen, eine starke Dehnung. Das kann zu Schwangerschaftsstreifen führen. Meist haben diese Bindegewebsrisse zunächst eine dunkelrote Farbe, werden aber im Wochenbett wieder hell, so dass sie später kaum noch wahrzunehmen sind.

GESUNDHEITSSTÖRUNGEN VON HAUT UND HAAR

☞ **Das können Sie tun!**

● **Hausmittel:** Beginnen Sie etwa in der 20. Schwangerschaftswoche mit einer regelmäßigen Massage von Bauch, Brust, Gesäß und Beinen. Behandeln Sie diese Stellen mit einer weichen Bürste in kreisenden Bewegungen. Nach der Massage ist das Einölen mit einem Massageöl wichtig. Gute Erfahrungen gibt es mit Olivenöl. Auch ätherische Öle sind wirkungsvoll. Sie sollten mit einem Basisöl gemischt werden, das kein Mineralöl enthält. Als Basisöl ist zum Beispiel Mandelöl geeignet.

● **Andere naturheilkundliche Therapien:** Anthroposophische Therapie: Moor-Lavendel-Öl, Rosenblüten-Öl, Schlehenblüten-Öl (durchblutungsfördernd, straffend, hautschützend); Homöopathie: Silicea (gewebsstraffend)

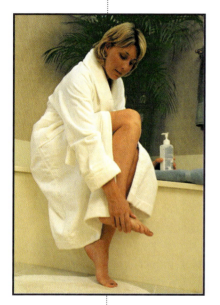

Abb. 19: Ganzkörpermassagen unterstützen die Hautfunktionen.

13.4 Mit Myrrhetinktur gegen Zahnfleischentzündungen

In der Schwangerschaft wird das Zahnfleisch wie alle anderen Schleimhäute stärker durchblutet. Das Gewebe ist etwas gelockert, und beim Essen oder Zähneputzen kann es zu Blutungen kommen. Gründliche Hygiene ist jetzt erforderlich, um Entzündungen entgegenzuwirken. Lassen Sie das Zahnfleisch beim Zahnarzt kontrollieren. Zahnstocher sind nur mit Vorsicht zu verwenden.

GESUNDHEITSSTÖRUNGEN VON HAUT UND HAAR

 Das können Sie tun!

● **Hausmittel:** Spülen Sie nach dem Zähneputzen mit kaltem Wasser den Mund aus. Sind die Zähne dafür zu empfindlich, kann warmes Wasser verwendet werden, dem etwas Myrrhetinktur (z.B. Salviathymol N) zugegeben ist. Das wirkt straffend auf das Zahnfleisch und Blutungen kommen schneller zum Stillstand.
● **Antihomotoxische Therapie:** Traumeel-Tabletten (entzündungslindernd, schmerzlindernd, regenerierend)
● **Andere naturheilkundliche Therapien:** Phytotherapie: Kamillenextrakt (antibakteriell, entzündungslindernd, schleimhautregenerierend)

13.5 Haarausfall – nach der Stillzeit wächst das Haar wieder nach

Manche Frauen leiden in der Schwangerschaft unter Haarausfall. Bei anderen ändert sich eventuell die Haarstruktur: Locken glätten sich und glattes Haar kräuselt sich. Die Ursachen für solche Veränderungen sind noch nicht eindeutig geklärt. Verständliche Erklärungen sind der veränderte Hormonhaushalt und der erhöhte Nährstoffverbrauch der Frau während der Schwangerschaft.

Es gibt noch kein probates Mittel, um den Haarausfall effektiv zu verhindern. Achten Sie jedoch auf eine ausgewogene Ernährung und trösten Sie sich damit, dass sich das Problem nach der Stillzeit von allein reguliert.

> Bei Haarausfall ist meist der Hormonhaushalt der Übeltäter

14 Weitere Beschwerden in der Schwangerschaft

Schlafstörungen, Erschöpfung, Kopfschmerzen oder trockene Augen – auch das sind Beschwerden, die im Rahmen der Schwangerschaft auftreten können. Sie sind ebenfalls in der Regel harmlos und mit Hausmitteln oder naturheilkundlichen Mitteln gut zu behandeln.

14.1 Tagsüber müde, nachts putzmunter

Oft stellt sich in den ersten und letzten Wochen der Schwangerschaft eine generelle Erschöpfung mit großer Müdigkeit ein. Das ist in der Umstellung des gesamten Stoffwechsels begründet. Hinzu kommt meist ein gestörter Schlaf. Die Gedanken um die Schwangerschaft, das Kind und die neue Lebenssituation beeinträchtigen die Nachtruhe. Zudem behindert der dicke Bauch die gewohnten Schlafpositionen, was ebenfalls ein häufiges Aufwachen mit sich bringt. In den letzten Schwangerschaftswochen unterbricht auch der nächtliche Harndrang den Schlaf. Gegen ihn lässt sich nichts tun, denn das Kind „drückt" auf die Harnblase und verursacht dadurch den Drang zum Wasserlassen.

Nachts drückt das Kind auf die Harnblase und verursacht Drang zum Wasserlassen

Nach solchen Schlafunterbrechungen ist der nächste Tag meist von entsprechender Müdigkeit bestimmt. (Ist die Müdigkeit sehr ausgeprägt, kann es sich auch um niedrigen Blutdruck oder Eisenmangel handeln. Dieses würde sich aber bei den Vorsorgeuntersuchungen zeigen.) Das Problem für die Schwangerschaft: Übermäßige Ängste, die zunächst „nur" zu Schlafproblemen

WEITERE BESCHWERDEN IN DER SCHWANGERSCHAFT

führen, vermögen weitere Störungen auszulösen. Dem kann eine Hebamme meist vorbeugen. Sie hat Zeit für längere Gespräche und wird die Ängste in vielen Punkten abbauen können. Auch der Besuch eines Geburtsvorbereitungskurses ist nützlich. Dort zeigt sich schnell, dass man mit seinen Ängsten nicht allein dasteht.

 Das können Sie tun!

● **Hausmittel:** Wenn Sie nachts nicht gut schlafen können und tagsüber dann müde sind, so wäre es natürlich günstig, wenn Sie am Tag einfach Ihrem Schlafbedürfnis stattgeben können. Bei Berufstätigkeit ist diese Möglichkeit leider nicht gegeben. Alternativ kann versucht werden, bei nächtlicher Schlaflosigkeit mit Atem- und Entspannungsübungen oder einem heißen Kräutertee wieder zur Ruhe zu finden.

Ein heißer Kräutertee als Schlummertrunk

● **Antihomotoxische Therapie:** Ypsiloheel-Tabletten (harmonisierend) oder Noxom-S-Tropfen beziehungsweise Noxotab-Tabletten (ausgleichend, schlaffördernd)
● **Andere naturheilkundliche Therapien:** Phytotherapie: Habstal-Nerv-N-Tropfen (beruhigend, schlaffördernd)

14.2 Es brummt der Kopf

Frauen leiden häufiger an Kopfschmerzen und vor allem an Migräne als Männer. Das liegt an den natürlichen Schwankungen im weiblichen Hormonhaushalt. In der Schwangerschaft können auf Grund der hormonellen Umstellungen Kopfschmerzen verstärkt auftreten, oder aber bei Frauen, die sonst dazu neigen, ganz ausbleiben.

WEITERE BESCHWERDEN IN DER SCHWANGERSCHAFT

👉 **Das können Sie tun!**

● **Hausmittel:** Bei Kopfschmerzen und Migräne ist besonders in der Schwangerschaft oberstes Gebot: Verringern Sie Stress und versuchen Sie, Konflikte möglichst zu bereinigen. Körperliche Bewegung lenkt vom Schmerz etwas ab. Bei Migräne ist manchmal Kaffee mit einem Schuss Zitronensaft hilfreich. Individuell unterschiedlich ist die Reaktion auf Wärme und Kälte: Bei dem einen wirken Wärmekompressen schmerzlindernd, bei dem anderen Kältekompressen.

● **Antihomotoxische Therapie:** Spigelon-Tabletten (schmerzlindernd bei Kopfschmerzen und Migräne)

● **Andere naturheilkundliche Therapien:** Anthroposophische Therapie: Secale/Quarz-Globuli-velati (wirken harmonisierend bei Migräne und zerebralen Durchblutungsstörungen); Homöopathie: Migräne-Gastreu-Tropfen (wirken ausgleichend bei Migräne und Kopfschmerzen); Akupunktur und Fußreflexzonentherapie: Diese beiden Methoden haben sich ebenfalls in der Therapie von Kopfschmerzen und Migräne bewährt.

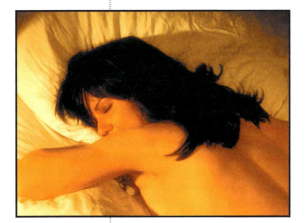

Abb. 20:
Die Umstellung des Stoffwechsels geht oft mit großer Müdigkeit einher.

14.3 Fremdkörpergefühl im Auge?

Die hormonellen Veränderungen während der Schwangerschaft können vorübergehend zu „trockenen Augen" führen, was sich durch Brennen und Fremdkörpergefühl im Auge äußert.

WEITERE BESCHWERDEN IN DER SCHWANGERSCHAFT

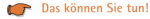 **Das können Sie tun!**

- **Hausmittel:** Fördern Sie die Produktion von Tränenflüssigkeit und die Durchblutung der Augen durch das Auflegen von feuchten Kompressen (abwechselnd warm und kalt). Auch das Klimpern mit den Augenlidern fördert die Tränensekretion. In der Apotheke gibt es rezeptfrei künstliche Tränen, die in die Augen geträufelt werden.
- **Andere naturheilkundliche Therapien:** Anthroposophische Therapie: Mercurialis-Einzeldosis-Augentropfen (wirken bei Tränenmangel regulierend auf den Flüssigkeitshaushalt).

14.4 Mit Herpes ist nicht zu spaßen

Herpes-simplex-Infektionen gehören zu den häufigsten Infektionskrankheiten. Eine große Rolle spielt hierbei die geschwächte Abwehrlage. Bei körperlicher Erschöpfung, im Rahmen der Menstruation, nach einer Erkältung, ausgedehnten Sonnenbädern oder in Stressphasen kommt es leicht zu einem „Aufblühen" der Herpesbläschen. Das Problem für die Schwangerschaft: Der Lippen- sowie der Genitalherpes stellen eine Gefährdung für das Kind dar. Es muss umgehend eine konventionell-medizinische Behandlung eingeleitet werden. Begleitend kann das Antihomotoxische Arzneimittel Euphorbium-comp.-Nasentropfen-SN auf die Bläschen getupft werden, um den Viren den Garaus zu machen. Bei häufig auftretenden Herpesinfektionen ist es sinnvoll, die körpereigenen Abwehrkräfte zu stärken. Hierzu eignet sich beispielsweise die Einnahme der Antihomotoxischen Arzneimittel Ranunculus-Homaccord-Tropfen und Mezereum-Homaccord-Tropfen.

Lippen- und Genitalherpes erfordern eine konventionell-medizinische Behandlung

WEITERE BESCHWERDEN IN DER SCHWANGERSCHAFT

14.5 Wehen in der Schwangerschaft

Die Gebärmutter übt sich im Kontrahieren

Schwangerschaftswehen sind normal. Sie fördern die Durchblutung der Plazenta und damit die Sauerstoffversorgung des Kindes. Gleichzeitig übt sich die Gebärmutter im Kontrahieren. Meist spüren die Frauen diese Kontraktionen nur als schmerzlose Verhärtungen. Bis zu fünfzehn Kontraktionen pro Tag sind durchaus üblich. Bei häufigeren oder starken Kontraktionen ist jedoch eine medizinische Abklärung erforderlich.

RUND UM DIE GEBURT

15 Rund um die Geburt – Wohlbefinden mit Homöopathie & Co.

Nach 40 Wochen Schwangerschaft ist es so weit: Die Geburt steht bevor. Eine der wichtigsten Fragen, die jetzt von schwangeren Frauen gestellt wird, lautet: Wie bemerke ich, dass die Geburt beginnt, welches sind die ersten Signale? Leider gibt es außer der Wehentätigkeit keine sicheren Vorzeichen. Allgemeine Vorzeichen jedoch sind leichtes Ziehen im Kreuz, leichter Druck im Bauch, häufiger Stuhlgang, weniger Kindsbewegungen und leichtere Kontraktionen. Das deutet darauf hin, dass es in Kürze so weit ist. Aber die „Kürze" kann ein paar Stunden oder auch ein paar Tage betragen. Zwischen vier und einem Tag vor Geburtsbeginn geht oft der Schleimpfropf ab. Er kann eine leichte Blutbeimengung zeigen, die normal ist. In der Schwangerschaft sollte jedoch jede Blutung sicherheitshalber medizinisch abgeklärt werden.

Der Geburtszeitpunkt kommt auf leisen Sohlen

Genauere Angaben zum Geburtsbeginn kann eine vaginale Untersuchung ergeben. Manche Geburten müssen aus medizinischen Gründen künstlich eingeleitet werden. Ansonsten ist die vorprogrammierte Geburt abzulehnen. Denn für den Geburtsbeginn gibt es auch psychische Voraussetzungen: Mutter und Kind müssen loslassen können. Erst dann ergibt sich Energie zum Geschehen. Die Hormone pendeln sich ein, die Spannung der Uteruswand baut sich auf und die Wehen setzen ein.

Kurz vor Beginn des Geburtsvorganges werden die Wehen kräftig und regelmäßig, steigern sich, erfolgen in immer kürzeren Abständen und werden schmerzhaft. Es kann passieren, dass dabei bereits die Fruchtblase aufgeht und das

Fruchtwasser im Schwall oder tröpfchenweise abgeht. Der Fruchtblasensprung kann auch ohne spürbare Wehentätigkeit vor sich gehen. In jedem Fall ist sofort die betreuende Hebamme zu benachrichtigen oder die Schwangere sollte sich liegend in die Klinik fahren lassen. Auch bei jeglichen Unsicherheiten in Bezug auf den Geburtsbeginn ist es am besten, die Hebamme zu benachrichtigen oder sich im Krankenhaus vorzustellen.

Massageöl für den Damm

Um die Elastizität der Dammregion sowie die Dehnungsfähigkeit und Funktionstüchtigkeit der Haut zu fördern, haben sich Massage, Eincremen und einige Pflanzenwirkstoffe bewährt. Solche Pflanzenwirkstoffe sind unter anderem als Ölpräparate erhältlich und können zu einem „Damm-Massageöl" gemischt werden.

- 20 ml Weizenkeimöl
- 20 ml Johanniskrautöl
- 2 Tropfen Muskatelleröl
- 2 Tropfen Rosenöl

Beginnen Sie etwa sechs Wochen vor dem Geburtstermin mit einer täglichen Massage des Dammes: Etwas Öl auftragen und fünf Minuten massieren und dehnen. Die Region wird weich und dehnfähig. Kleinere Risse können bei der Geburt trotzdem auftreten. Sie heilen jedoch gut und bedürfen meistens keiner nahttechnischen Versorgung.

15.1 Dammpflege schon sechs Wochen im Voraus beginnen

Als Damm wird das Gewebe zwischen dem After und dem Vereinigungspunkt der großen Schamlippen bezeichnet. Der Damm besteht aus Muskeln, Bindegewebe, Gefäßen, Nerven, Unterhautfett und Haut. Bei der Geburt wird dieses Areal stark beansprucht, und es kann ein Dammriss entstehen. Um das zu vermeiden, wird eventuell ein Dammschnitt gesetzt.

Es empfiehlt sich, durch regelmäßige Pflege vor der Geburt dieses Areal geschmeidig zu halten, damit Riss oder Schnitt möglichst gar kein Thema sind. Nicht zu umgehen ist der Schnitt, wenn eine akute Gefährdung des Kindes (Sauerstoffmangel) in der Pressphase auftritt. Dann muss die Geburt schnellstmöglichst beendet werden.

RUND UM DIE GEBURT

 Das können Sie tun!

● **Hausmittel:** Vorbeugende Dammpflege kann mit einem Massageöl erfolgen – gebrauchsfertig gekauft oder aus „eigener Herstellung" (siehe „Massageöl für den Damm").
● **Andere naturheilkundliche Therapien:** Anthroposophische Therapie: Chamomilla-Nicotiana-comp.-Globuli-velati (entspannen die Muskeln im Damm; ab der 39. Schwangerschaftswoche einnehmen), Kupfersalbe rot (durchblutungsfördernd)

15.2 Terminüberschreitung – es rührt sich nichts

Nur vier Prozent der Kinder werden am errechneten Geburtstermin geboren, alle anderen in einem Zeitraum von plus/minus ein bis drei Wochen. Eine echte Terminüberschreitung gibt es eher selten. Soll daher in der Klinik die Geburt künstlich eingeleitet werden, ist genau zu hinterfragen, warum das nötig ist.

Himbeerblättertee stimuliert die Gebärmuttermuskulatur

 Das können Sie tun!

● **Hausmittel:** Das Wichtigste ist: Ruhe bewahren! Lassen Sie sich nicht durch dauerndes Nachfragen aus der Ruhe bringen. Nutzen Sie Beruhigungs-, Entspannungs- und meditative Verfahren. Diese können Sie bei Ihrer Hebamme erlernen.
● **Andere naturheilkundliche Therapien:** Phytotherapie: Sollte tatsächlich der Geburtszeitraum überschritten sein, so kann zunächst durch Trinken von Frauenmanteltee- oder Himbeerblättertee versucht werden, die Gebärmuttermuskulatur zu stimulieren. Erst ab dem 10. Tag nach dem Termin zeichnet sich die Notwendigkeit einer künstlichen Geburtseinleitung ab.

15.3 Beckenendlage – mit dem Po voran

In der 35. Schwangerschaftswoche liegen 95 Prozent aller Kinder mit dem Kopf nach unten in Richtung Beckenöffnung. Diese Lage ist die günstigste für die Geburt.

Liegt das Kind jedoch mit dem Po oder den Füßen nach unten (Beckenendlage oder Steißlage), so wird der Kopf zum Schluss geboren. Dabei kann das Risiko eines Sauerstoffmangels entstehen. Bei einer Beckenendlage wird daher in Kliniken meist ein Kaiserschnitt durchgeführt. Es lohnt sich jedoch, im Vorfeld in Zusammenarbeit mit einer Hebamme oder einem Arzt zu versuchen, das Kind in die Schädellage zu bringen.

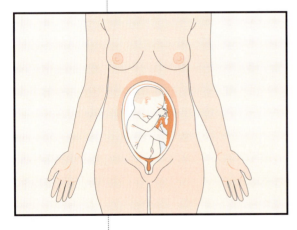

Indische Brücke, Fußreflexzonentherapie, Akupunktur, Akupressur, Aromatherapie und manuelle äußere Wendung sind in Frage kommende Maßnahmen. Natürlich gibt es anatomische Gegebenheiten, die einer Korrektur der Haltung und Lage des Kindes entgegenstehen. Zum Beispiel, wenn das Becken einfach zu eng für eine Drehung ist.

Abb. 21:
Bei der Beckenendlage liegt das Kind mit dem Po statt mit dem Kopf nach unten.

Die manuelle äußere Wendung wird bei Erfüllung bestimmter Voraussetzungen in der Klinik gemeinsam von Arzt und Hebamme unter Ultraschallüberwachung durchgeführt.

15.4 Kaiserschnitt – wenn sich das Kind quer legt

Es gibt einige Situationen oder individuelle Gegebenheiten, die einen Kaiserschnitt erforderlich machen. Oft sind solche Gründe schon im Vorfeld der Geburt bekannt (z.B. eine Querlage des Kindes), so dass die Schwangere bereits vorher von diesem Eingriff weiß.

In solchen Fällen kann sie, in Absprache mit der Hebamme oder dem Arzt, mit homöopathischen Mitteln dazu beitragen, dass der Organismus den Eingriff besser verkraftet (Tab. 6). Die Mittel eignen sich auch als begleitende Therapie bei anderen Eingriffen wie zum Beispiel einer Zangen- oder Saugglockengeburt.

Zeitpunkt der Indikation	Homöopathisches Mittel	Wirkung
am Morgen des Operationstages	Arnica C200, einmalig 1 x 5 Globuli	Verletzungsschmerz und Blutungen werden gelindert
nach der Operation	Nux vomica D30, einmalig 1 x 5 Globuli	Abbau der Narkosestoffe wird gefördert
die folgenden Tage, bis zur Abheilung des Schnittes	Staphisagria D3, 3 x 5 Globuli/Tag	Wundheilung wird gefördert und beschleunigt
bei Darmproblemen	Opium D30, einmalig 1 x 5 Globuli	harmonisierende Wirkung auf die Darmfunktion
Harnverhalten	Causticum D30, einmalig 1 x 5 Globuli	Normalisierung der Blasenentleerung

Tab. 6: Homöopathische Mittel zur Stärkung des Organismus bei Operationen

15.5 Wehen – ganz tief durchatmen

Geburtswehen sind eine große, energiebeladene Kraft. Sie öffnen den Muttermund und führen das Kind in Richtung Beckenboden. Und wie der Name schon sagt, Wehen tun etwas weh. Bei der einen Frau mehr, bei der anderen weniger.

RUND UM DIE GEBURT

Es kommt sehr auf das individuelle Schmerzempfinden an und auf die gesamte Einstellung zur Geburt.

Es gibt einige Möglichkeiten, um den Schmerz zu verringern. Primär ist auf eine Wehenatmung sowie auf eine größtmögliche Entspannung in den Wehenpausen zu achten. Beides wird im Geburtsvorbereitungskurs durch die Hebamme oder durch eine Krankengymnastin vermittelt. Eine weitere natürliche Hilfe ist das warme Wannenbad. Es entspannt den ganzen Körper und fördert den Geburtsverlauf. Wassergeburten sind inzwischen in vielen Entbindungskliniken möglich. Die Hebamme kann die Schwangere auch homöopathisch (mit individuell abgestimmten Mitteln) auf die Geburt vorbereiten.

Ein Wannenbad entspannt und fördert den Geburtsverlauf

Bei starken Schmerzen werden in der Klinik natürlich konventionelle Arzneimittel und Maßnahmen angewandt. Dazu zählen Spasmolytika (krampfmindernde Medikamente), Opiate, Peridualanästhesie (Betäubung der Nerven, die Muttermund, Damm und Scheide innervieren) und Pudendusanästhesie (Betäubung des Nervus pudendus im Beckenboden). In einzelnen Fällen sind solche Methoden angebracht und hilfreich. Wenn es möglich ist, mit ihrer Hilfe einen Kaiserschnitt zu vermeiden, sollte man dieser Maßnahme nicht prinzipiell ablehnend gegenüberstehen. Denn bei der Schnittentbindung würden viel größere Mengen an Arzneimitteln erforderlich. Besteht jedoch keine medizinische Notwendigkeit für die Anwendung solcher Mittel, so sollte versucht werden, möglichst ohne sie auszukommen.

☞ **Das können Sie tun!**

● **Antihomotoxische Therapie:** Spascupreel-Tabletten oder -Ampullen (wirken entkrampfend)

RUND UM DIE GEBURT

● **Andere naturheilkundliche Therapien:** Homöopathie: Mittel mit schmerz- und krampfmildernder Wirkung sind beispielsweise Caulophyllum, Gelsemium, Cimicifuga, Pulsatilla, Chamomilla und Kalium carbonicum (Dosierung und Potenz müssen individuell bestimmt werden); Akupunktur und Fußreflexzonentherapie: Akupunktur wird inzwischen in vielen Kliniken angeboten. Auch Fußreflexzonentherapie ist hier hilfreich einzusetzen.

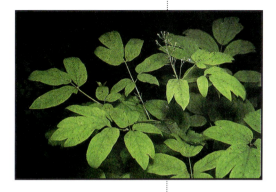

Abb. 23:
Die schmerzmildernde Wirkung von Caulophyllum (Frauenwurz) hilft auch bei Geburtswehen.

15.6 Die Vorteile der vertikalen Geburtshaltung

Zum Glück sind die Zeiten vorbei, in denen die gebärende Frau auf dem Rücken liegend das Bett zu hüten hatte. Inzwischen hat sich auch die Bewegungsfreiheit während der Geburt in Entbindungskliniken etabliert, denn sie bietet viele Vorteile:

◆ verbesserte Atmung der Gebärenden
◆ Verhinderung von Blutdruckabfall
◆ Verbesserung der kindlichen Herzfrequenz
◆ verbesserte Durchblutung der Plazenta
◆ vermehrte Freisetzung von Endorphinen (schmerzstillende Hormone), dadurch geringerer Bedarf an Medikamenten

In aufrechter Haltung ist die Beweglichkeit des Beckens optimal. In stehender oder hockender Stellung ist der Geburtskanal gestreckt und erleichtert dadurch das Tiefertreten des kindlichen Kopfes. Die Schwerkraft unterstützt den Geburtsvorgang. Die Wehen sind effektiver.

Zwischen den Wehen ist eine bessere Entspannung möglich. Die schwangere Frau kann sich entsprechend ihren Bedürfnissen besser bewegen und somit den Wehenschmerz besser verarbeiten. Sie hat selbst die Kontrolle über ihren Körper.

Verringert wird das Risiko eines Dammrisses und die Notwendigkeit eines Dammschnittes. Die gesamte Geburtsdauer wird verkürzt. Die Technik zur Überwachung der kindlichen Herzfrequenz ist inzwischen so weit entwickelt, dass einer freien Bewegung (Gehen, Baden, Hocken, Liegen, Sitzen) nichts im Wege steht.

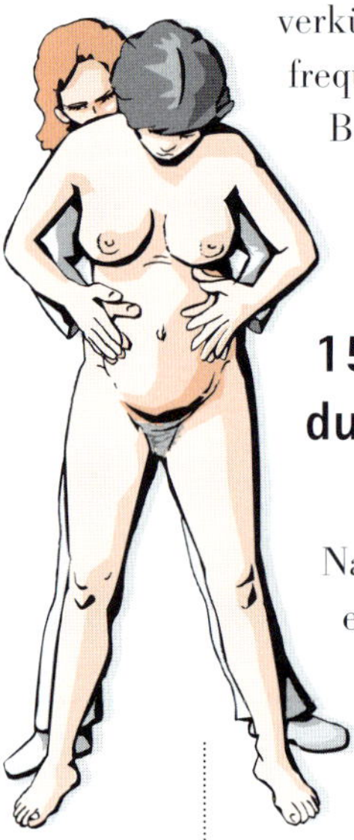

15.7 Hausgeburt – Entspannung durch die gewohnte Umgebung

Nach aktuellen Studienergebnissen ist die Hausgeburt ebenso sicher wie eine Geburt in der Klinik – und sie wird von vielen Schwangeren wegen der vertrauten Umgebung und damit besseren Entspannungsmöglichkeit sehr geschätzt.

Abb. 22:
Die Geburt im Stehen wird durch die Schwerkraft des Kindes erleichtert. Die Hebamme kann unterstützend eingreifen.

Eine Schwangerschaft ist keine Krankheit und eine normale Geburt ist auch nichts Krankhaftes. Deshalb muss auch nicht jede Frau zur Entbindung in ein Krankenhaus. Die außerklinische Geburt erbringt in der Regel weniger Eingriffe. Schwangerschaften, die ein Risiko bergen, gehören jedoch in ärztliche Betreuung und zur Entbindung in eine Klinik. Es kommt vor,

RUND UM DIE GEBURT

dass sich Störungen bei einer eigentlich normalen Schwangerschaft erst während der Geburt zeigen. Die Hebamme wird dann sofort die Hinzuziehung des Arztes oder eine Klinikeinweisung veranlassen.

Ein großer Vorteil der Hausgeburt liegt auch darin, dass sich Hebamme und schwangere Frau sowie deren Familie in der Zeit der Schwangerschaft sehr gut kennen lernen und ein Vertrauensverhältnis aufbauen können. Adressen von Hebammen, die Hausgeburten begleiten, sind bei den Gesundheitsämtern erhältlich.

Der Vorteil der Hausgeburt: Man kennt sich und alles ist vertraut

16 Wochenbett – alles muss sich einspielen

Als „Wochenbett" wird der 6- bis 8-wöchige Zeitraum nach der Geburt bezeichnet. In diesem Zeitraum erfolgen die Rückbildungsvorgänge im mütterlichen Körper.

Die Gebärmutter bildet sich zurück, die Geburtswunden heilen und die Funktion der Brustdrüsen kommt in Gang – „die Milch schießt ein". Die Nieren arbeiten auf Hochtouren, um Flüssigkeitseinlagerungen auszuleiten. Das Herz „sitzt wieder auf dem rechten Fleck": die Brustatmung geht wieder in eine Bauchatmung über. Sodbrennen und Magendrücken sind vergessen. Die Bauchdecke bildet sich zurück. Im Bauchgewebe wird Wasser abgebaut. Während der Schwangerschaft entstandene Pigmentierungen der Haut verblassen. Stoffwechsel und Hormone pendeln sich wieder auf „Normalmaß" ein. Der Bedarf an Kohlenhydraten ist im Wochenbett erhöht. Es ist daher für eine regelmäßige Nahrungsaufnahme und eine ausgewogene Ernährung zu sorgen, um eine Unterzuckerung zu vermeiden, die unter anderem auch die Psyche negativ beeinflussen kann.

Jetzt heißt es wieder: Normale Haltung einnehmen!

Auch die Statik unterlag in der Schwangerschaft Veränderungen, typisches Beispiel ist das Hohlkreuz. Jetzt muss daran gearbeitet werden, wieder eine normale Haltung einzunehmen. Eventuell ist dazu Unterstützung durch Entspannungsübungen, Massagen und Krankengymnastik erforderlich. Damit all die Rückbildungsvorgänge reibungslos vonstatten gehen, bedarf es eines stabilen Immunsystems. Der Blutverlust während der Geburt hat jedoch den Körper meist etwas geschwächt. Regenerierende und immunsystemstimulierende Maßnahmen können dazu beitragen,

WOCHENBETT – ALLES MUSS SICH EINSPIELEN

den Organismus zu stabilisieren. Die Zeit des Wochenbetts stellt oft auch psychisch eine gewisse Belastung dar. Denn zu den körperlichen Rückbildungsvorgängen kommen neue Herausforderungen. Das Kind bestimmt den Lebensrhythmus. Meist ist alles ganz anders als in der Vorstellung vor der Entbindung. Das Kind schreit, die Brustwarzen sind lädiert, die Nächte sind kurz, und manchmal ist auch die Beziehung zum Partner etwas angespannt. Alles muss sich nun neu organisieren. Zum Trost sei gesagt, dass dieses vorübergehende Erscheinungen sind und meist ziemlich schnell gemeistert werden. Die Hebamme, die in diesen Wochen mit Rat und Tat zur Seite steht, kann in vielen Situationen weiterhelfen.

Viele Mütter haben sich alles ganz anders vorgestellt

16.1 Leichte Beschwerden schnell wieder im Griff

Zu den leichteren Beschwerden, die im Wochenbett auftreten können, zählen beispielsweise Schweißausbrüche, Haarausfall und Vergesslichkeit. Sie sind unangenehm, regulieren sich aber in den folgenden Wochen mit der Harmonisierung des Hormonstoffwechsels. Bei einer ausgeprägten Vergesslichkeit könnte jedoch eine Anämie („Blutarmut") im Spiel sein. In diesem Fall ist ein Bluttest erforderlich.

In den ersten Tagen nach der Geburt kommt es oftmals zu Verstopfung. Der Grund dafür ist, dass sich der Darm erst langsam in seine ursprüngliche Lage zurückverlagert. Bei Verstopfung helfen meist Hausmittel, sie sollten, insbesondere wenn gestillt wird, bevorzugt werden: Sofort nach dem Aufstehen ein Glas warmes Wasser mit etwas Obstessig trinken. Oder Milchzucker – vier Teelöffel über den Tag verteilt – einnehmen.

WOCHENBETT - ALLES MUSS SICH EINSPIELEN

Durch den eventuellen Blutverlust während oder nach der Geburt und die daraus resultierende geschwächte Abwehrlage kann es im Wochenbett auch zu Infekten kommen. Leichte Infekte können meist mit naturheilkundlichen Methoden kuriert werden (s. z.B. Kap. 8, 12), stärkere Infekte dagegen erfordern eine konventionell-medizinische Behandlung.

16.2 „Blutarm" durch Eisenmangel

Durch Blutverlust während der Geburt kann ein Eisenmangel auftreten, der im Wochenbett behoben werden muss. Festgestellt wird er durch eine Blutuntersuchung, die routinemäßig nach der Geburt erfolgt. Je nach Ausprägung des Mangels reicht es entweder aus, mit naturheilkundlichen Methoden die Eisenversorgung zu verbessern, oder es muss eine gezielte, vom Arzt verordnete Eisenzufuhr erfolgen.

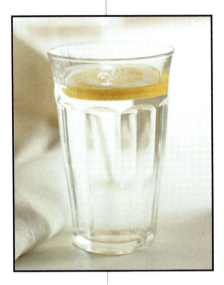

Abb. 24:
Gleich nach dem Aufstehen ein Glas Wasser trinken – das wirkt gegen Verstopfung.

☞ Das können Sie tun!

● **Hausmittel:** Dunkle Beeren wie Brombeeren, schwarze Johannisbeeren oder Holunder fördern die Blutbildung und Eisenversorgung und sind auch als Saft erhältlich. Auch Brennnesseltee mit Zitronensaft ist zu empfehlen. Meiden Sie schwarzen Tee – er ist ein „Eisenräuber".
● **Andere naturheilkundliche Therapien:** Anthroposophische Therapie: Ferrum-silicium-comp.-Globuli-velati (regen den Eisenstoffwechsel an)

WOCHENBETT – ALLES MUSS SICH EINSPIELEN

16.3 Eine Dammschnitt-Naht gut pflegen

Wurde während der Geburt ein Dammschnitt gesetzt und entsprechend genäht, so ist im Wochenbett auf eine gute Heilung der Naht zu achten. Oberstes Gebot ist Ruhe und Hygiene. Körperliche Belastung behindert die Wundheilung. Beim Aufstehen und auch sonst möglichst eine geschlossene Beinhaltung einnehmen. Beim Stillen in den ersten Wochen am besten liegen. Als Hygienemaßnahme das Wundgebiet mehrmals täglich abspülen und trockenföhnen. Spüllösung: Einen Teelöffel Ringelblumen-Essenz in einen Liter warmes Wasser geben; die Lösung auf der Toilette sitzend über den Schambereich laufen lassen. Wenn die Naht nicht gut heilt, ist eine professionelle Nahtversorgung durch die Hebamme erforderlich.

Ringelblume und Arnika zur Regeneration des Gewebes

☞ **Das können Sie tun!**

● **Antihomotoxische Therapie:** Traumeel-Tabletten, Traumeel-Salbe (entzündungslindernd, schmerzlindernd)
● **Andere naturheilkundliche Therapien:** Anthroposophische Therapie: Arnika-Salbe (geweberegenerierend); Homöopathie: Arnica D6; Phytotherapie: Eichenrinde (als Zusatz für Sitzbad oder Spülung, wirkt entzündungslindernd und geweberegenerierend)

16.4 Nachwehen und Wochenfluss

Die Gebärmutter (Uterus) ist ein Muskel, der sich in der Schwangerschaft nach und nach bis auf das Fünfzigfache seiner ursprünglichen Größe ausdehnt, um das Kind aufzunehmen.

WOCHENBETT – ALLES MUSS SICH EINSPIELEN

Nach der Geburt bildet er sich wieder zurück. Das Stillen fördert die Rückbildung, denn beim Stillen werden Hormone freigesetzt, die Kontraktionen des Gebärmuttermuskels auslösen. Bei diesen Nachwehen wird auch abgestorbenes Gewebe, vermischt mit Blut, abgestoßen. Dieses stammt von der Innenfläche der Gebärmutter. Sie ist nach der Geburt eine Wundfläche, die jedoch von Tag zu Tag mehr verheilt. Nach etwa zehn Tagen sollte die Rückbildung der Gebärmutter abgeschlossen sein. Verzögert sich die Rückbildung, so kann ein Lochialstau auftreten (lochia = griech. Wochenfluss). Das bedeutet, dass der Wochenfluss (die Wundsekretion) nicht abfließen und es zu einer Entzündung in der Gebärmutter kommen kann. Um dieses zu verhindern, gibt es einige probate Hausmittel.

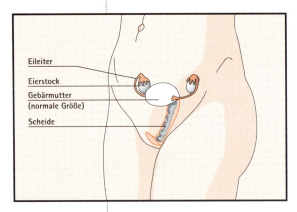

Abb. 25:
Die Gebärmutter dehnt sich während der Schwangerschaft bis auf das Fünfzigfache ihrer normalen Größe aus, danach bildet sie sich wieder zurück.

 Das können Sie tun!

● **Hausmittel:** Vorbeugend lassen sich folgende Maßnahmen ergreifen: Versuchen Sie des öfteren, für kurze Zeit die Bauchlage einzunehmen. Dadurch kann der Wochenfluss besser abfließen. Zur Anregung der Kontraktionen eignen sich Bauchmassage, Eisauflagen, Frauenmanteltee sowie die Wochenbettgymnastik.

● **Andere naturheilkundliche Therapien:** Sollte ein Lochialstau auftreten (erkennbar an einem stark riechenden Wochenfluss), so kann versucht werden, ihn mit Homöopathie (individuell vom Therapeuten ausgewählte Mittel) oder mit Spagyrik zu beheben.

Spagyrik: Matrigen-II-Tropfen zusammen mit Aquavit-Tropfen (unterstützen die Rückbildungsvorgänge im Wochenbett, wirken bei einem Lochialstau entzündungslindernd und schmerzlindernd). Bessert sich die Situation jedoch nicht innerhalb von ein bis zwei Tagen, so ist die Hebamme oder der Arzt zu benachrichtigen.

Bauchmassage bei stockendem Wochenfluss

16.5 Wochenbettpsychose – kein Grund zum Schwarzsehen

Laut Statistik kommt es bei ein bis drei Müttern auf tausend Geburten zu einer psychischen Störung – der Wochenbettpsychose. Angst und Depressionen machen hierbei der Mutter zu schaffen. Diese Störung gehört in therapeutische Behandlung. In fast allen Fällen erholen sich die Mütter dann innerhalb einiger Monate.

17 Stillen – möglichst nicht darauf verzichten

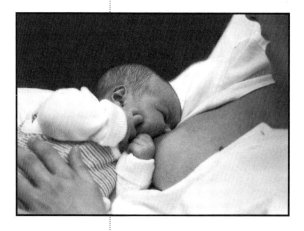

Abb. 26:
Die Muttermilch enthält viele wichtige Stoffe für den kindlichen Organismus.

Anfang des 20. Jahrhunderts brachte der technische und medizinische Fortschritt unter anderem die Entwicklung von Fertignahrung für Säuglinge und Kleinkinder mit sich. Es wurde üblich, dass wohlhabende Frauen nicht mehr stillten, sondern ihre Kinder gleich mit Fertignahrung verpflegten. Am niedrigsten war die Stillrate in den 60er Jahren. In den letzten Jahrzehnten des 20. Jahrhunderts setzte sich jedoch zunehmend die Erkenntnis durch, dass durch den Verzicht auf das Stillen dem Kind nicht nur psychologisch wichtige Mutternähe verloren geht, sondern dass die Muttermilch zudem wichtige Stoffe für den kindlichen Organismus enthält, die durch Fertignahrung nicht zuzuführen sind. So ist es heute, zum Wohle des Kindes, wieder üblich geworden, zu stillen.

Es lohnt sich darauf zu achten, dass das Kind wenn möglich gleich in der ersten Stunde nach der Geburt der Mutter überlassen und frühzeitig zum ersten Saugen an die Brust gelegt wird. Dieser Erstkontakt ist wichtig für das spätere Stillverhalten des Kindes. Das Messen, Wiegen, Waschen und Anziehen des Kindes ist verschiebbar. Was rund ums Stillen zu beachten ist,

STILLEN – MÖGLICHST NICHT DARAUF VERZICHTEN

wird von der Hebamme bereits in der Geburtsvorbereitung besprochen. Probleme, die beim Stillen auftreten können, sind beispielsweise Milchstau oder Brustentzündung. Hier kann in leichten Fällen mit Hausmitteln und naturheilkundlichen Therapien geholfen werden. Auch psychische Belastungen der Mutter können Stillprobleme verursachen. Generell sollte bei allen Stillproblemen die Hebamme hinzugezogen werden.

17.1 Quarkauflagen gegen den Milchstau

Wenn sich ein schmerzhafter oder geröteter Bezirk an der Brust zeigt, kann das auf einen Milchstau hindeuten. Bei solchen Symptomen sollte gleich die Hebamme befragt werden, damit alles getan wird, um eine Entzündung zu verhindern. Die Hebamme wird zunächst bewährte Hausmittel anwenden: Quarkauflagen, Ausstreichen der Brust, Kälte- oder Wärmekompressen, regelmäßiges Anlegen des Kindes. Für die Mutter gilt: viel trinken! All diese Maßnahmen beugen einer Entzündung vor. Kommt es dennoch dazu, so ist Bettruhe einzuhalten. Verringern sich die Symptome wieder, muss, um dem Wiederholungsfall vorzubeugen, nach den Ursachen geforscht werden. Dazu sollte die Stilltechnik überprüft und gegebenenfalls verändert werden. Auch eventuelle psychische Ursachen sollten ergründet werden.

Milchstau – eventuell muss die Stilltechnik geändert werden

☞ Das können Sie tun!

● **Antihomotoxische Therapie:** Traumeel-Salbe (lokal auftragen), Traumeel-Tabletten (entzündungslindernd) und Lymphomyosot-Tabletten (Anregung des Lymphflusses)
● **Andere naturheilkundliche Therapien:** Spagyrik: Phönix-Kalantol-A-Lösung (für Umschläge; entzündungslindernd und schmerzlindernd) sowie Azinat-Tropfen, Lymphatik-Tropfen,

STILLEN – MÖGLICHST NICHT DARAUF VERZICHTEN

Renalin-Tropfen (zusammen einnehmen; entzündungslindernd, schmerzlindernd, wirken anregend auf Niere und Lymphsystem)

17.2 Zu wenig Milch, hungriges Baby

Es kann vorkommen, dass die produzierte Milchmenge nicht ausreicht, um das Kind zu versorgen. Auch hier kann mit naturheilkundlichen Methoden versucht werden, die Milchmenge und die Sekretion zu fördern.

☞ Das können Sie tun!

Abb. 27:
Deckt die Muttermilch nicht den Bedarf des Kindes, so kann ergänzend die Flasche gegeben werden.

● **Antihomotoxische Therapie:** Galega-officinalis-Injeel-Trinkampullen (regen die Milchsekretion an)
● **Andere naturheilkundliche Therapien:** Phytotherapie: Es gibt spezielle Milchbildungs-Tees, zum Beispiel Milchbildungs-Tee-Hevert. Er enthält Brennnesselkraut, Eisenkraut, Geißrautenkraut, Kümmel und Sternanisfrüchte. Die Wirkstoffe regen die Milchdrüsen an, fördern den Milchfluss und wirken auch Stauungen in den Milchgängen entgegen. Der beruhigende Einfluss auf den Magen-Darm-Trakt, insbesondere bei Neigung zu Blähungen, zeigt sich erfahrungsgemäß auch beim Säugling. Fußreflexzonentherapie: Auch hiermit kann der Milchfluss angeregt werden.

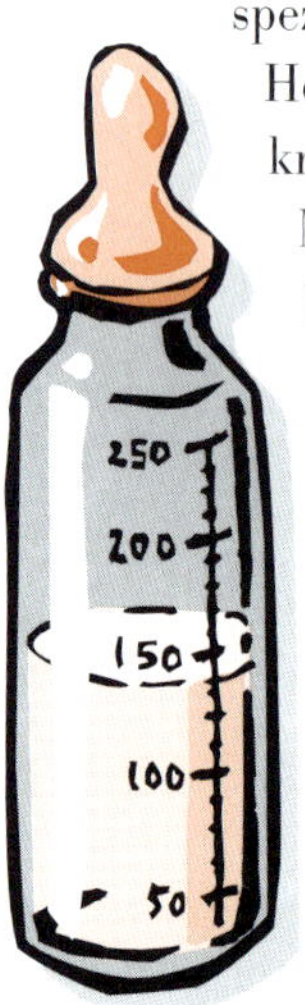

17.3 Zwiemilchernährung, wenn es nicht anders geht

Trotz aller Versuche und guten Willens zum Stillen kann die Situation auftreten, dass die Milchmenge oder auch die Milchzusammensetzung nicht den Bedürfnissen des Kindes

STILLEN - MÖGLICHST NICHT DARAUF VERZICHTEN

entspricht. Manche Mutter ist dann gezwungen, ihr Kind nahezu jede Stunde anzulegen, um es satt zu bekommen. Lässt sich aber die Milchmenge durch häufiges Anlegen und sonstige Bemühungen nicht steigern und nimmt das Kind nicht genügend zu, ist zu einer Zwiemilchernährung (Zufütterung künstlicher Säuglingsnahrung zur Muttermilch) überzugehen. In solchen Fällen ist dieses Vorgehen medizinisch notwendig. Und: Zwiemilchernährung ist immer noch besser als abstillen! Je länger das Kind Muttermilch erhält desto besser, auch wenn sie nur einen gewissen Anteil der Nahrung ausmacht. Die Zwiemilchernährung kann bis zum Ende des „Flaschenalters" erfolgen.

Sie wird folgendermaßen durchgeführt: Um die Milchproduktion aufrechtzuerhalten, legen Sie das Kind alle drei bis vier Stunden zuerst an die Brust. Danach füttern Sie Nahrung aus dem Fläschchen zu. Damit dem Kind das Trinken aus dem Fläschchen nicht zu leicht gemacht wird, nehmen Sie einen Teesauger. Ansonsten wird es das anstrengende Saugen an der Brust bald ablehnen. Die Flaschenmilch soll der Muttermilch ähnlich sein. Die entsprechenden Pre-Milch-Präparate enthalten als Kohlenhydrate nur Milchzucker und sind hierin der Muttermilch sehr ähnlich.

> **Zwiemilchernährung besteht aus Muttermilch und Säuglingsnahrung**

Ist das Kind allergiegefährdet, muss eine hypoallergene Nahrung zugefüttert werden. Diese Spezialnahrung enthält kaum Kuhmilcheiweiß. Dadurch ist das Risiko, dass das Kind eine Kuhmilchallergie entwickelt, vermindert. Für Kinder mit einer bereits bestehenden Kuhmilcheiweißallergie ist die hypoallergene Nahrung nicht geeignet. Für sie gibt es Spezialpräparate, die vom Arzt verordnet werden.

18 Das Neugeborene – Gesundheit in die Wiege gelegt

Die ersten Lebensmonate sind für den Säugling eine anstrengende Zeit. Zwar ist er ausgestattet mit allem, was zum Leben nötig ist, doch vieles muss sich noch einspielen oder ausreifen – zum Beispiel die Darmfunktionen, die Mundatmung oder die Widerstandsfähigkeit der Haut. Es kann daher vorübergehend zu diesen oder jenen Beschwerden kommen. Sie sind meist jedoch harmlos und mit Hausmitteln gut zu meistern.

Auch die ersten Impfungen fallen in diese Zeit. Bis zum fünften Lebensmonat stehen einige Standardimpfungen auf dem Impfplan (Tab. 7). Weitere Impfungen folgen dann erst ab dem 15. Monat. Die Impfrichtlinien sind jedoch kein starres Schema, sondern werden dem aktuellen Stand der Wissenschaft und dem individuellen Fall angepasst. Der aktuelle Impfplan ist beim Kinderarzt oder beim Gesundheitsamt erhältlich.

Tab. 7: Standardimpfungen für die ersten Lebensmonate

Lebensmonat	Impfung
3. Monat	Diphtherie, Tetanus, Keuchhusten Polio, Haemophilus influenzae b (Hib)
4. Monat	Diphtherie, Tetanus, Keuchhusten
5. Monat	Diphtherie, Tetanus, Keuchhusten, Polio, Hib

Nutzen und Risiken von Impfungen werden zur Zeit kontrovers diskutiert. So viel wie nötig, so wenig wie möglich, sollte daher die Devise sein. Die Entscheidung für oder gegen eine Impfung ist möglichst ganz individuell auf das Kind und seinen Gesundheitszustand abzustimmen.

DAS NEUGEBORENE

18.1 Kochsalzlösung für verstopfte Nasen

Wenn die Nase des Säuglings etwas verstopft ist, schnappt er nach Luft, was die Eltern natürlich beunruhigt. Der Grund ist, dass der Säugling noch schlecht auf die Mundatmung umstellen kann. Geschwollene Nasenschleimhäute und Schleimansammlungen führen auch zum „Schnorcheln", denn das Kind kann sich auch noch nicht räuspern oder schneuzen. Es kann zunächst versucht werden, mit einfachen Mitteln die Schleimhäute zum Abschwellen zu bringen und Schleimansammlungen zu entfernen. Wenn das nicht hilft oder sich der Zustand verschlechtert, zum Beispiel große Unruhe, angestrengter Husten oder pfeifende Geräusche beim Ein- und Ausatmen auftreten, ist selbstverständlich der Arzt aufzusuchen.

Das Kind kann sich noch nicht räuspern oder schneuzen

☞ **Das können Sie tun!**

- **Hausmittel:** Kochsalz, in Wasser gelöst, kann gut zum reinigenden Spülen der Nase verwendet werden. Der Schleim wird gelöst und kann abfließen. Es gibt gebrauchsfertige Kochsalzlösungen als Nasentropfen oder -spray sowie Nasenschleimabsauger für Kinder (Apotheke). Wichtig ist, dass die Raumluft nicht zu trocken ist. Ein einfaches Mittel, um die Luftfeuchtigkeit zu erhöhen, ist das Aufstellen eines Wäscheständers im Zimmer. Lassen Sie Ihr Kind nicht im geheizten Zimmer schlafen. Die Schleimhäute werden dadurch trocken und anfälliger für Infekte. Häufiges Lüften, Spaziergänge mit dem Kind in frischer Luft und ausreichende Flüssigkeitszufuhr sind empfehlenswert. Im Bettchen sollte das Kind nicht ganz flach liegen.
- **Antihomotoxische Therapie:** Euphorbium-comp.-Nasentropfen-SN (fördern das Abschwellen der Schleimhäute, lindern Entzündungen)

DAS NEUGEBORENE

18.2 Kompressen mit abgekochtem Wasser zur Augenreinigung

Eine häufige Erscheinung, die bereits in den ersten Lebenstagen auftritt, ist eine Bindehautreizung der kindlichen Augen, oft mit Sekretabsonderung. Sie ist fast immer eine Reaktion auf die Silbernitrat-Tropfen, die sofort nach der Geburt als Prophylaxe gegen Gonoblennorrhö (eitrige Augenentzündung) in die Augen geträufelt werden. Die Diskussion über diese Prophylaxe ist kontrovers. Die Eltern werden über die Vorteile und Nachteile der Prophylaxe aufgeklärt und müssen die Entscheidung selber treffen.

 Das können Sie tun!

● **Hausmittel:** Reinigen Sie die Augen mit warmem, abgekochtem Wasser von außen nach innen. Für jedes Auge ist eine frische Kompresse und für jede Reinigung frisches Wasser zu verwenden. Bessert sich der Zustand nicht innerhalb von zwei Tagen, sollte das Kind dem Arzt vorgestellt werden.

18.3 Bei Fieber weg mit den Windeln

Fieber ist keine Krankheit, sondern eine wichtige Abwehrmaßnahme des Organismus. Die erhöhte Temperatur schafft optimale Voraussetzungen für viele Stoffwechselprozesse, die an der Abwehr von Erregern beteiligt sind. Insbesondere bei Kindern ist die Fähigkeit, leicht, schnell, kurz (1–3 Tage) und hoch zu fiebern, Ausdruck einer guten Gesundheit. (Ab 40 °C sollte jedoch sicherheitshalber der Arzt benachrichtigt werden.) Es ist deshalb prinzipiell sinnvoll, Fieber nicht zu unterdrücken.

Fieber ist eine wichtige Abwehrreaktion des Organismus

DAS NEUGEBORENE

Zum Verständnis vom Umgang mit Fieber ist das Wissen um den natürlichen Ablauf wichtig: In der ersten Phase bemüht sich der Organismus um Wärmeentwicklung durch Muskelzittern – das Kind fröstelt. Daraufhin steigt die Körpertemperatur an, oft bis über 39 °C. Die „Hitze" führt zur Intensivierung aller Abwehrreaktionen. In der zweiten Phase reguliert der Organismus die Temperatur wieder – durch Schweißbildung (oberflächliche Verdunstungskälte) und Ausscheidungsreaktionen. Das Kind beruhigt sich und fühlt sich zunehmend wohler.

Aus diesen Fieberphasen leiten sich die Hausmittel ab: In der ersten Phase unterstützen zum Beispiel zusätzliche Decken oder eine Wärmflasche für die Füße die Wärmeentwicklung. In der zweiten Phase wird die Kühlung gefördert durch Lockerung der Körperbedeckung, Entfernen der Windeln, Hautabreibung mit lauwarmer Kochsalzlösung und Förderung der Ausscheidung durch Flüssigkeitszufuhr. Während der gesamten Zeit sollte dem Kind Ruhe gegönnt werden. Alle körperlichen Anstrengungen wie auch Temperaturunterschiede (z.B. Baden) sind zu vermeiden.

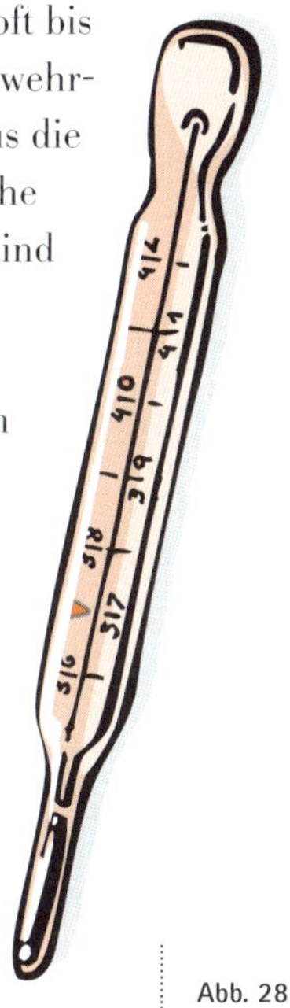

Abb. 28:
Fieber von 39 °C oder 40 °C ist bei Kindern keine Seltenheit.

Gefürchtet ist bei den Eltern der – selten vorkommende – Fieberkrampf. Hierbei kommt es in der ersten Fieberphase zu Verkrampfungen der Muskulatur mit nachfolgender Schlaffheit und Benommenheit. Das sieht dramatisch aus, ist aber grundsätzlich harmlos. Nur selten hält der Krampf länger als fünf Minuten und die Benommenheit länger als dreißig Minuten an. Dennoch ist es beruhigender, den Arzt hinzuzuziehen. Als Sofortmaßnahme sind feuchte Abreibungen mit lauwarmer Salzwasserlösung geeignet.

18.4 Geschlafen wird in Rücken- oder Seitenlage

Eine weitere Sorge, die viele Eltern haben, ist die Angst vor dem plötzlichen Kindstod. Hierbei handelt es sich um den unvermutet plötzlich eintretenden Tod im Säuglings- oder Kleinkindalter (meist während des Schlafs), bei dem keine ausreichend erklärende Todesursache nachgewiesen werden kann.

Es gibt keine allgemeingültigen Anzeichen, die eindeutig darauf hinweisen, dass ein Kind akut gefährdet ist. Sieht der Arzt jedoch gewisse Risiken, so wird er eine präventive Überwachung mit einem Monitor (ist auch zu Hause möglich) empfehlen. Generell ist es jedoch auch ohne den Gedanken an einen Krippentod sinnvoll, die Schlafbedingungen für das Kind so optimal wie möglich zu gestalten.

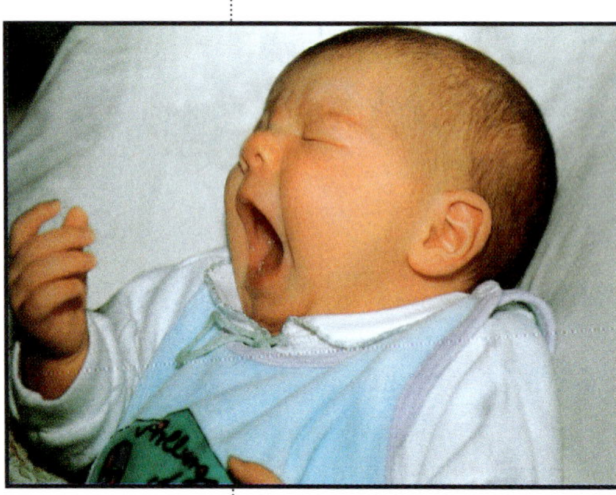

Dazu gehört: Die Räume nicht überheizen und das Kind nicht zu warm anziehen. Die Eltern sollten möglichst nicht rauchen und grundsätzlich niemals im Schlafraum des Kindes! Babys sollen möglichst nicht in Bauchlage, sondern in Seiten- oder Rückenlage schlafen. In die Bauchlage, welche der Stärkung der Hals- und Rückenmuskulatur dient, kann das Kind gebracht werden, wenn es wach ist und eine Aufsichtsperson anwesend ist. Stillen Sie Ihr Kind so lange wie möglich! Füttern Sie im ersten Lebensjahr keinen Honig, auch den Nuckel nicht damit

Abb. 29:
Zeit zum Schlafen – am besten im gelüfteten und angemessen temperierten Zimmer.

DAS NEUGEBORENE

süßen. Denn Honig kann Bakteriengifte enthalten, die für Erwachsene harmlos, aber für Babys schädlich sind.

18.5 Seidenwindeln für den wunden Po

Etwa acht Tage nach der Geburt hat die Haut des Neugeborenen einen intakten Säureschutzmantel aufgebaut. Dennoch kann die Haut durch Urin und Stuhl wund werden und auf Duft- und Konservierungsstoffe allergisch reagieren. Das prophylaktische Einpudern und Eincremen ist heute überholt, häufigerer Windelwechsel tritt an seine Stelle (Windelservice für Stoffwindeln siehe Kap. 22). Normale Haut braucht keine übermäßige Pflege. Bei trockener Haut kann mit Sonnenblumen-, Oliven- oder Mandelöl gepflegt werden.

Besser öfters frische Windeln statt zu viel Creme und Puder

☞ Das können Sie tun!

- **Hausmittel:** Vorbeugend häufiger Windelwechsel. Windeln sollen nicht zu eng anliegen. Nässen die Kinder sehr stark, ist eine Vlieswindel, zusätzlich eingelegt, zu empfehlen. Strampeln mit nacktem Po ist eine Freude für das Kind. Natürlich muss es warm im Zimmer sein. Ein gesunder Po kann durchaus mit kaltem Wasser und Seife gereinigt werden. Durch die dadurch erzielte gute Durchblutung wird die Haut gestärkt. Ist es doch zum Wundsein gekommen, können Sie beim geringsten Anzeichen sofort die Stellen mit Muttermilch behandeln. Seidenwindeleinlagen leiten den Urin von der Haut ab. Bei ausgeprägtem wunden Po kann Bestrahlung mit Rotlicht helfen.
- **Antihomotoxische Therapie:** Cosmochema-Wund-Heilsalbe-SL (wundheilungsfördernd, schmerzlindernd)
- **Andere naturheilkundliche Therapien:** Phytotherapie: Ringelblumensalbe (hilft in leichteren Fällen, frühzeitig angewandt)

18.6 Bei Hefepilz-Infektionen ist Zucker tabu

Infektionen mit dem Hefepilz Candida sind eine häufige Erscheinung bei Neugeborenen. Gegen diesen Hefepilz erlangen die Kinder keinen Schutz durch die Mutter, und erst Ende des ersten Lebensjahres kann ihr eigenes Immunsystem einigermaßen darauf reagieren. In Zeiten von Belastungen wie Impfungen und Erkältungen kommt es daher leicht zu einer Pilzinfektion, meist lokalisiert am Mund oder Po. Im Mundbereich zeigt sich dies in Form weißer, schwer wegwischbarer Beläge, am Po in Form kleiner Punkte, die von einem feinen weißen Kranz umgeben sind.

Einer Pilzinfektion kann vorgebeugt werden, indem die Mutter während der Stillzeit den Verzehr von zuckerhaltiger Nahrung sehr einschränkt, am besten ganz darauf verzichtet. Dem Kind sollte kein gesüßter Tee oder unverdünnter Fruchtsaft gegeben werden.

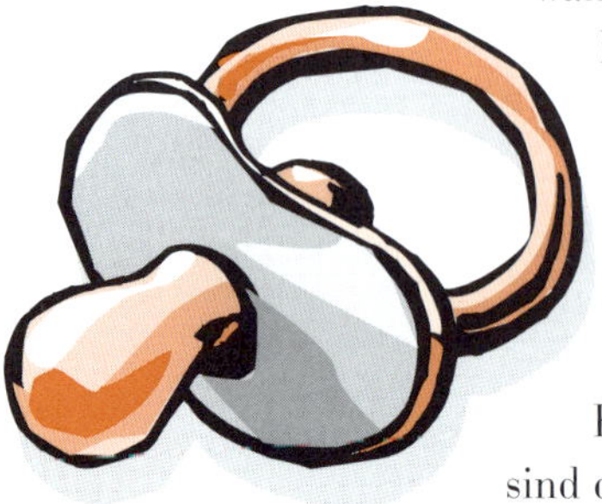

Pilzsporen werden auch leicht durch Flaschensauger und Schnuller übertragen. Diese sind daher nicht von anderen Personen in den Mund zu nehmen, etwa zu Säuberungszwecken. Ist es zu einem Pilzbefall gekommen, so ist häufiger Windelwechsel unerlässlich. Auch dann, wenn sich die Bläschen erst im Mund zeigen. Denn der Pilz wandert durch den Verdauungstrakt, und Feuchtigkeit begünstigt seine Vermehrung.

Pilzinfektionen sollten zügig an einer Ausbreitung gehindert werden. Daher ist hierbei in vielen Fällen eine konventionell-

Abb. 30:
Hygiene tut Not – damit der Schnuller nicht zum Keimträger wird.

DAS NEUGEBORENE

medizinische Behandlung, zum Beispiel mit dem Arzneimittel Nystatin, durchaus sinnvoll. Bei frühzeitiger Anwendung kann eventuell auch Myrrhetinktur den Befall eindämmen.

18.7 Kamille lindert Entzündungen am Nagelbett

Häufig entwickeln Kinder in den ersten Lebenswochen eine Nagelbettentzündung. Ist an einem Nagelbett des Kindes eine kleine eitrige Stelle zu entdecken, so leisten Kamille und Antihomotoxische Präparate gute Hilfe.

Ein Tauchbad für den kleinen Finger

 Das können Sie tun!

- **Hausmittel:** Tauchen Sie mehrmals täglich den Finger des Kindes in eine Kamillenlösung. Diese kann mit Kamillentee oder Kamillentinktur hergestellt werden.
- **Antihomotoxische Therapie:** Traumeel-Salbe (entzündungslindernd, schmerzlindernd)

18.8 Den Nabel nicht außer Acht lassen

Der Nabel des Kindes erhält nach der Geburt eine Nabelklemme und heilt in den folgenden Wochen meist problemlos. Die Nabelregion wird beim Baden mit gereinigt.

Da es heute auch wieder üblich ist, dass die Hebamme das Wochenbett bis zur endgültigen Abheilung des Nabels begleitet, achtet auch sie auf eine gute Wundheilung. Unter Umständen jedoch kann es zu einer Entzündung des Nabelgebietes kommen,

DAS NEUGEBORENE

was sich in einem roten Hof auf der Bauchhaut, nässendem Nabel und auffälligem Geruch äußert. Eine Nabelentzündung stellt für das Neugeborene ein gesundheitliches Risiko dar und muss deshalb schnell behandelt werden.

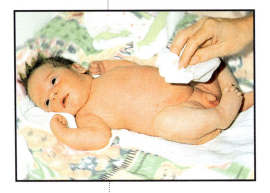

Abb. 31:
Neigt der Nabel zur Entzündung, so kann er mit Ringelblumentinktur behandelt werden.

Die Hebamme wird zunächst versuchen, die Entzündung zu lindern, zum Beispiel durch 3-malige tägliche Reinigung der Nabelregion mit Alkohol, Ringelblumentinktur (Calendulatinktur) oder einem desinfizierenden Puder (z.B. Weleda-Wecesin-Puder). Geht die Entzündung nicht zügig zurück, so muss das Kind dem Arzt vorgestellt werden.

18.9 Bäuerchen gegen Blähungen

Das Weinen oder Schreien des Babys stellt die Eltern vor eine neue Herausforderung: Sie müssen lernen, es zu deuten. Manche Ursachen der oft lautstarken Äußerung sind schnell zu ergründen, zum Beispiel Hunger oder volle Windeln. Andere Ursachen dagegen sind schwerer zu erforschen.

Ein häufiger Grund sind Blähungen. Beginnt das Kind etwa zwanzig Minuten nach dem Trinken zu schreien, handelt es sich meistens um Blähungen oder Blähungskoliken. Anzeichen für einen geblähten Darm sind ein trommelförmig gespannter Bauch, blasse oder rote Gesichtshaut, das Anziehen der Beine zum Bauch, eine Überstreckung des ganzen Körpers oder Schweißperlen auf der kindlichen Stirn.

DAS NEUGEBORENE

Die Neigung zu Blähungen liegt darin begründet, dass das Verdauungssystem noch nicht ganz reibungslos funktioniert. Im Dünndarm wird das mit der Nahrung zugeführte Eiweiß gespalten. Dabei kommt es zur Gasbildung. Diese Gase verursachen die Blähungen oder kolikartigen Schmerzen. Das Stillen ist leider keine Gewähr dafür, dass die Probleme nicht auftreten.

Blähungen können auch andere Ursachen haben. Immer dann, wenn zu viel Luft in den Magen-Darm-Trakt kommt, wird es für den Säugling ungemütlich. So zum Beispiel, wenn durch hastiges, gieriges Trinken einfach zu viel Luft geschluckt wird. Bei „Flaschenkindern" kann ein zu großes Saugloch am Fläschchen zum Schlucken von Luft führen. Bei diesen Kindern muss besonders darauf geachtet werden, dass gut „gebäuert" wird. Wenn alle Maßnahmen nicht helfen, ist die Hebamme oder der Arzt aufzusuchen.

☞ **Das können Sie tun!**

● **Hausmittel:** Ihre Hebamme kann Ihnen zeigen, wie das Kind gehalten werden muss, damit sich die Bauchmuskulatur optimal entspannen kann. Massieren Sie die Nabelregion im Uhrzeigersinn. Wenn ein Hüpfball vorhanden ist, machen Sie leichte Hüpfbewegungen mit Ihrem Kind. Das lockert die Muskulatur.
● **Antihomotoxische Therapie:** Viburcol-Zäpfchen (entkrampfend, beruhigend, können vom ersten Lebenstag an eingesetzt werden bei Unruhezuständen mit und ohne Fieber und zur Behandlung leichter Infekte)
● **Andere naturheilkundliche Therapien:** Phytotherapie: Fenchel, Anis, Kümmel und Lorbeer lindern Blähungen. Solche Tees sind gebrauchsfertig erhältlich. Die stillende Mutter kann ebenso davon trinken, das fördert die Bekömmlichkeit der Muttermilch. Fußreflexzonentherapie: Auch sie kann hier helfen.

Wohltuend: eine Nabelmassage im Uhrzeigersinn

DAS NEUGEBORENE

18.10 Klassische Musik beruhigt den kleinen Schreihals

Nun gibt es Kinder, die satt, gesund und frisch gewickelt sind, auch keine Blähungen haben und trotzdem zum Erbarmen schreien und schreien. Hierbei handelt es sich um ein „Schreikind". In der Regel findet die Vorstellung in den Abendstunden zwischen 17 und 23 Uhr statt. Eltern, Hebamme, Kinderarzt und sonstige sich bemühende Personen sind rat- und machtlos und mit ihrer Weisheit am Ende. Wenn gesundheitliche Störungen vom Arzt ausgeschlossen sind, heißt es einfach: durchhalten. Diese Phase geht vorüber. Wenn das Kind richtig sehen kann, wird es an anderen Dingen Interesse haben als am Schreien. Einige Maßnahmen können helfen, um die Zeit bis dahin so friedlich wie möglich zu überbrücken.

Bei einem Schreikind heißt es: durchhalten

☞ **Das können Sie tun!**

● **Hausmittel:** Versuchen Sie, Ihr Kind in einen rhythmischen Tagesablauf einzubinden. Sorgen Sie ebenso dafür, dass es einen festen Schlafplatz hat und sich nicht an häufig wechselnden Orten wiederfindet, mit denen es sich immer wieder neu auseinandersetzen muss. Der ständige Wechsel zwischen Körbchen, Tragetasche, Schultertuch, Sofaecke, Autositz und was heute noch so üblich ist, raubt ihm die Ruhe und die Rückzugsmöglichkeit. Auch das Stillen nach Bedarf, wie es heute favorisiert wird, hat seine Tücken. Das Kind zu stillen, wenn es Hunger hat, ist grundsätzlich sinnvoll. Wenn aber aus dem Hunger stillen ein „still machen" um jeden Preis resultiert, ist das nicht förderlich. Wird dem Kind bei jedem Laut sofort das Mäulchen gestopft, ist ihm damit jegliche Chance auf eine „Meinungsäußerung" genommen. Sorgen Sie des Weiteren für schützende Wärme-

DAS NEUGEBORENE

hüllen. Eine beruhigende Wirkung haben Wollunterwäsche, vorgewärmte Windeln und in der kälteren Jahreszeit eine tägliche Einreibung mit Malvenöl. Bewährt hat sich auch die harmonisierende Wirkung klassischer Musik. So hat schon in überlieferten Fällen Beethovens Mondscheinsonate für Ruhe gesorgt.

● **Andere naturheilkundliche Therapien:** Fußreflexzonentherapie: Vegetativ stark irritierte Kinder reagieren oft gut auf Berührung der entsprechenden Reflexzonen. Fragen Sie Ihre Hebamme, ob sie diese Technik beherrscht oder jemanden empfehlen kann.

18.11 Schluckauf – der Trick mit dem Teelöffel

Nach dem Trinken stellt sich häufig ein Schluckauf beim Kind ein. Es handelt sich dabei um eine Irritation des Zwerchfells. Das Problem lässt sich meist schnell beheben, indem das Kind noch einmal kurz an die Brust gelegt wird. Oder man flößt ihm etwas Tee mit einem Teelöffel ein. Beide Maßnahmen lösen neue rhythmische Schluckbewegungen aus, wodurch sich die Zwerchfellirritation meist ausgleicht.

Hilft in vielen Fällen: Schlucken gegen Schluckauf

18.12 „Speikind – Gedeihkind", so der Volksmund

Früher hieß es im Volksmund „Speikind – Gedeihkind". Dieser Spruch zeigt, dass das Speien bei Neugeborenen schon immer ein bekanntes Problem war, das jedoch keinen Anlass zur Sorge darstellt. Egal ob Fläschennahrung oder Muttermilch, diese

DAS NEUGEBORENE

Kinder spucken immer wieder einen Teil der Nahrung aus. Das kann sich bis zum Ende des ersten Lebensjahres hinziehen. Die Ursache für die Spuckerei ist meist Folgendes: Der Verschluss zwischen Speiseröhre und Magen ist in den ersten Lebensmonaten noch nicht voll entwickelt, auch die Speiseröhrenperistaltik muss sich noch einregulieren.

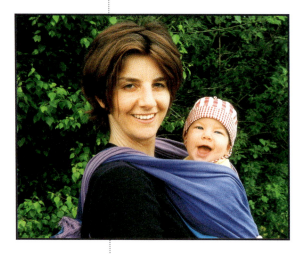

Abb. 32:
Wenn sich das Kind wohl fühlt, gedeiht es auch trotz Spuckerei.

Manchmal hilft es, die gestillten Kinder nach dem Trinken mit dem Oberkörper hoch zu lagern. Für „Flaschenkinder" gibt es spezielle Anti-Reflux-Fertignahrung (z.B. Aptamil AR). Sie enthält Quellstoffe, beispielsweise Johannisbrotmehl. Die Quellstoffe machen die Nahrung sämig, dadurch kann das Spucken vermindert werden.

Wie der Volksmund schon sagt, zeigt die Erfahrung, dass Speikinder trotz des Spuckens meist gut gedeihen. Solange es daher dem Kind insgesamt gut geht und es keine Beschwerden hat, müssen keine weiteren Maßnahmen unternommen werden. Nur die Mutter hat zu tun: Sie muss sich in Geduld üben und häufig die Lätzchen waschen!

# 19 Sachwortverzeichnis

A
Ablagerungsphase 38, 41
Akupunktur **48**
Alkohol 23
Allergien 58
Anthroposophische
 Medizin **49**
Antihomotoxische
 Medizin **36**, 37
Antihomotoxische
 Therapie 37
Arztbesuch 31
Atemwegsinfekte 53
Augenreinigung 108
Ausscheidungsphase 38, 40

B
Bäuerchen 114
Beckenendlage 90
bioenergetische Regulations-
 verfahren 21
biologischer Schnitt 44
Blähungen 114
Blasenprobleme 76
Blutdruck
 - erhöhter 63
 - niedriger 64
Bronchitis 54

D
Dammpflege 88
Dammschnitt 99
Dedifferenzierungsphase 39
Degenerationsphase 39
Depositionsphase 38
Durchfall 74

E
Eisenmangel 98
Eizelle 16
Ekzeme 78
Elektroakupunktur 21
Embryo 16
Entzündungsphase 38, 40
Erbrechen 71
Ernährung 20
Exkretionsphase 38

F
Fertilitätsstörungen 25
Fetus 27
Fieber 108
Fieberkrampf 109
Fußreflexzonen-
 therapie **52**

SACHWORTVERZEICHNIS

G
Geburtshilfe 11, 13
Geburtstermin 87
Geburtsvorbereitungskurs 19

H
Haarausfall 81
Haarstörungen 78
Hahnemann 32
Halsschmerzen 55
Hämorrhoiden 67
Hausgeburt 94
Hautausschläge 78
Hautstörungen 78
Hebamme 12, 19, 31
Hebammengesetz 12, 14
Hebammenschulen 14
Herpes 85
Heuschnupfen 58
Homöopathie 32
homöopathische Komplex-
  präparate 35
Homotoxikologie 37
Homotoxine 36, 45

I
Impfungen 106
Imprägnationsphase 38
Inflammationsphase 38
Ischias 61

J
Juckreiz 78

K
Kaiserschnitt 91
Karpaltunnelsyndrom 62
Kindstod 110
Koffein 22
Kopfschmerzen 83
Krampfadern 65
künstliche Geburtsein-
  leitung 89

L
Liebe 26

M
Medikamente 27
Migräne 83
Mikronährstoffe 20
Milchmangel 104
Milchstau 103
Müdigkeit 82
Mutterkuchen 16

N
Nabelentzündung 113
Nabelschnur 16
Nachwehen 99
Nagelbettentzündung 113
Nahrungsergänzungs-
  mittel 21
Nasenbluten 59
Nasennebenhöhlen-
  entzündung 57

SACHWORTVERZEICHNIS

Naturheilkunde 30
Neugeborenes 106
Nierenprobleme 76

P
Phytotherapie 47
Pilzinfektionen 78, 112

R
Rauchen 23
Reisen 24
Rückenschmerzen 60

S
Schlafprobleme 82
Schluckauf 117
Schnupfen 56
Schreikind 116
Schwangerschaft 16, 27, 28, 53, 70, 82
Schwangerschaftsgymnastik 26
Schwangerschaftsstreifen 79
Schwangerschaftsvorsorge 17
Schwangerschaftswehen 86
Sechs-Phasen-Tabelle 39
Selbstmedikation 31
Sexualität 26
Sodbrennen 72
Spagyrik 51
Speikind 117
Sport 25

Steißlage 90
Stillen 102

T
Terminüberschreitung 89
trockene Augen 84

U
Übelkeit 70

V
Vena-Cava-Syndrom 68
Verstopfung 73, 97
vertikale Geburtshaltung 93
Vikariation 43

W
Wadenkrämpfe 66
Wehen 91
Wochenbett 12, 96
Wochenbettpsychose 101
Wochenfluss 99
Wundsein 111

Z
Zahnfleischentzündungen 80
Zellentartungsphase 39, 43
Zellerkrankungsphase 38, 42
Zellumbauphase 39, 43
Zwiemilchernährung 104

20 Glossar

Antihomotoxische Therapie	Anwendung der Antihomotoxischen Arzneimittel in der Therapie
Antimykotika	gegen Pilzinfektionen wirkende Arzneimittel
Beckenendlage	Lage des Kindes bei der Geburt, bei der sein Becken (statt des Kopfes) vor der mütterlichen Beckenöffnung liegt
biologische Medizin	Zweig der Medizin, der auf ganzheitlichen, natürlichen und naturheilkundlichen Diagnose- und Therapieverfahren basiert
biologischer Schnitt	Begriff in der Antihomotoxischen Medizin für die Grenze zwischen dem Krankheitsgeschehen außerhalb der Zelle und dem Krankheitsgeschehen innerhalb der Zelle; gemäß der Sechs-Phasen-Tabelle nach Reckeweg befindet sich der biologische Schnitt zwischen der Ablagerungsphase (3. Phase) und der Zellerkrankungsphase (4. Phase)
Damm	Weichteilbrücke zwischen After und Scheide
Dammschnitt	operativer Einschnitt in den Damm zur Vermeidung eines Dammrisses bei der Entbindung
Elektroakupunktur	Weiterentwicklung der klassischen Akupunktur, bei der die Akupunkturpunkte

GLOSSAR

	durch niederfrequente Wechselströme gereizt werden
Embryo	Bezeichnung für die Leibesfrucht von der vierten Schwangerschaftswoche an bis zum Ende des dritten Schwangerschaftsmonats
Fertilität	Fruchtbarkeit
Fetus	Bezeichnung für die Leibesfrucht ab dem vierten Schwangerschaftsmonat
Gestose	Kurzwort aus Gestationstoxikose; durch die Schwangerschaft ausgelöste oder begünstigte Erkrankung
Homotoxikologie	Die von dem Arzt Dr. med. Hans-Heinrich Reckeweg aufgestellte Krankheitslehre, die in Homotoxinen (von innen stammende sowie äußere auf den Körper einwirkende Gifte) die Ursache von Erkrankungen sieht. Die Homotoxikologie beruht auf der Annahme, dass Krankheiten als biologisch zweckmäßige Abwehrvorgänge und Kompensationsprozesse gegen diese „Giftstoffe" (Homotoxine) zu interpretieren sind. Die Abwehrvorgänge teilte Reckeweg in sechs Phasen ein (Sechs-Phasen-Tabelle)
Homotoxine	für den Menschen (homo) schädliche Faktoren/Giftstoffe (toxine), die Gesundheitsstörungen hervorrufen können

GLOSSAR

humoral	die Körperflüssigkeiten betreffend bzw. den Transport von Substanzen mittels Flüssigkeiten (Blut, Lymphe)
Kaiserschnitt	(lat. sectio caesarea) geburtshilfliche Operation, bei der die Gebärmutter von einem unteren Mittelbauchschnitt aus eröffnet wird
Kombinations-präparate (Komplexmittel)	vorwiegend in der Homotoxikologie verwendete Präparate, die sich aus mehreren unterschiedlichen homöopathischen Substanzen oder Potenzen zusammensetzen; im Gegensatz zur „klassischen" Homöopathie können sie nach Indikationen eingesetzt werden
oral	durch den Mund (einzunehmen)
Peristaltik	von den Wänden der muskulösen Hohlorgane (z.B. Speiseröhre, Darm) ausgeführte Bewegung, bei der sich einzelne Abschnitte zusammenziehen und so den Inhalt transportieren
Pharmaka	Arzneimittel
Plazenta	„Mutterkuchen"
Sechs-Phasen-Tabelle	In der Homotoxikologie wird die Giftabwehr bzw. Giftbelastung des Körpers in sechs Phasen eingeteilt. In den ersten drei Krankheitsphasen hat der Körper dabei noch die Möglichkeit, auch aus eigener Kraft wieder zu gesunden. Die folgenden

GLOSSAR

	drei Phasen sind Ausdruck einer zunehmenden Zellschädigung durch die Giftstoffe. In diesen Phasen, die von den vorhergehenden durch den so genannten biologischen Schnitt getrennt werden, ist nur noch durch eine therapeutische Unterstützung mit z.B. Antihomotoxischen Präparaten eine weitgehende Gesundung des Körpers zu erwarten.
Toxine	Giftstoffe, die von Tieren, Pflanzen oder Mikroben (z.B. Bakterien) ausgeschieden werden
Vikariation	lat. = stellvertretend, im Sinne Reckwegs die „Wanderung": einer Krankheit/Störung zwischen verschiedenen Organen und Phasen (Sechs-Phasen-Tabelle)
Wehen	Kontraktionen der Gebärmuttermuskulatur während der Schwangerschaft und Geburt
Wochenbett	Zeitraum von der Entbindung bis zur Rückbildung der Schwangerschafts- und Geburtsveränderungen bei der Mutter. Dauer ca. 6–8 Wochen
Wochenfluss	Wundsekretion aus der Gebärmutter nach der Geburt
Zwiemilchernährung	Säuglingsernährung mit Muttermilch unter Zufütterung künstlicher Säuglingsnahrung

21 Weiterführende Literatur

Enkin MW.
Effektive Betreuung während Schwangerschaft und Geburt
Handbuch für Hebammen und Geburtshelfer
Göttingen: Huber 1998

Fischer E, Kührer I.
Gesund essen in der Schwangerschaft
München: Mosaik 1999

Geist C, Harder U, Stiefel A.
Hebammenkunde
Berlin: de Gruyter 1998

Graf FP.
Ganzheitliches Wohlbefinden – Homöopathie für Frauen
Freiburg: Herder 1994

Hebammengemeinschaft e.V.
Erfolgreiches Stillen
Hannover: Eigenverlag 1995

Jackson L.
Gymnastik in der Schwangerschaft
München: Kösel 1998

Lanninger-Bolling D.
Starkes Immunsystem – weniger Infekte
Baden-Baden: Aurelia 1999

WEITERFÜHRENDE LITERATUR

Raben R, Biermann C.
In dem Alter noch ein Kind? Vorteile und Nachteile später Schwangerschaft
Weinheim: Beltz 1994

Stadelmann I.
Die Hebammensprechstunde
Ermengerst: Eigenverlag 1995

Stillermann E:
Wohltuende Massagen in der Schwangerschaft
Reinbek: Rowohlt 1999

Walker BG.
Das geheime Wissen der Frauen
München: DTV 1995

Warwick P, Cottrell J.
Das Väterhandbuch für Schwangerschaft und Geburt
München: Beust 2000

Zebothsen B.
Abnehmen nach der Schwangerschaft
Küttingen/Schweiz: Midena 1998

22 Patientenvereine und Selbsthilfegruppen

Arbeitsgemeinschaft Gestose-Frauen e.V.
Kapellener Straße 67a
47661 Issum
Telefon: (0 28 35) 26 28
Telefax: (0 28 35) 29 45

Bund Deutscher Hebammen e.V.
(u.a. Vermittlung von Selbsthilfegruppen)
Postfach 1724
76006 Karlsruhe
Telefon: (07 21) 98 18 90
Telefax: (07 21) 9 81 89 20
E-Mail: info@bdh.de
Internet: http://www.bdh.de

Interessengemeinschaft Homotoxikologie und Gesundheit
Bahnackerstr. 16
76532 Baden-Baden
Telefon: (0 72 21) 6 32 59
Telefax: (0 72 21) 6 00 62
E-Mail: info@ihg.org
Internet: http://www.ihg.org

Verband Deutscher Windeldienste
Broich 13
51491 Overath
Telefon: (0180) 5 34 15 16
Telefax: (0 22 06) 85 85 77